あいだ

木村 敏

筑摩書房

目次

あいだ

一　はじめに

まずはじめに、ひとつの仮説を提出しておきたい。

この仮説はどのような手段によっても直接に証明することはできないが、この本のなかでこれから述べてゆこうとする事柄は、すべてこの仮説を絶対に不可欠な前提としている。だから、私がこれから書いてゆくことに同意してくれる読者にとっては、この仮説はいわば結果から証明されることになるだろう。

その仮説とは、われわれが「生きている」ことの根拠に関するものである。われわれ人間だけでなく、動物も植物も含めた、生きとし生けるものすべての生命の根源に関するものである。

生命の実体、生命の起源についての研究や思索は、現代の先端科学の中心的な課題のひとつになっている。生命の構造が余すところなく解明されるのも、時間の問題かもしれない。そして、われわれが「生命」を、自らの手によって「創造」することができるようになるのも、遠いことではないだろう。

しかし、そのような生命科学の視野の中にある「生命」とは、どこまでいっても「生命物質の生命活動」のことである。「物質が生きている」ということである。物質が、外部から操作を加えてやらなくても、それ自身の内部からの働きで外部との関係を維持し、この関係の中でそれ自身を再生産するような行動を示すということである。

物質の生命活動のからくりが解明できたからといって、それはあくまで、生きている物質に特有の構造が明らかになっただけのことであって、生命それ自身の本態が暴露されたことにはならない。生きている物質が人為的に作り出されたからといって、それはそのまま生命そのものを創造したことにはならない。それは、ある人が、あるいはある生物が死んだからといって、生命そのものが消滅したことにならないのと同じことである。

生命は、それが生命として現象するためには個々の「生きもの」に「宿る」必要があるけれども、その結果成立した生命現象だけが生命のすべてではないということだ。

生命とは、個々の生命物質より以上のものであるだけでなく、そこに示される生命現象より以上のものでもある。それは個々の生命物質や生命現象とは別個の存在様式を示すと言ってもよい。生命そのものは、物質や現象のように形をもたず、個別的な認識の対象にならない。それはいわば、個々の生きものやその「生命」のなかに「含まれ」ながら、しかもそれらを超えている「生命一般」としか言いようのないものである。

個々の形のある生命物質に一定の期間、生命現象として現出するような生命一般（厳密に言えばこの「一定の期間」ということ自体が生命現象の一部なのだが）、これは生命科学の対象にとってだけでなく、それを研究する人自身にとっても、つまりこの地球上に生存するありとあらゆる生きものにとって、それらが現に生きていることの根拠となっている。この根拠を離れて生命現象はありえない。われわれ人間を含むすべての生命物質が生きているということは、この根拠との関係が保たれている、あるいは切れていないということなのである。地球上にいつどのようにして生命物質が誕生したのかは、間もなく解明されるだろう。しかしそれによっても、この生命の根拠がどのようにして生み出されたのかという問いが答えられたことにはならない。

そこで、われわれの前提する仮説は、次のようなものとなる。

この地球上には、生命一般の根拠とでも言うべきものがあって、われわれ一人ひとりが生きているということは、われわれの存在が行為的および感覚的にこの生命一般の根拠とのつながりを維持しているということである。

この「生命一般の根拠」というのは個体の生命活動を超えたレヴェルのものであって、個体それぞれの生死には関知しない。この根拠を客体として対象的に認知することは不可能であるが、われわれの存在がこの根拠とつながっているということは、さまざまな客観的事実から推測することができるし、それだけではなく、われわれが備えているある種の感覚（後に述べる共通感覚）は、この根拠とのつながりを直観的に捉えるための感覚としてしか理解しようがない。だからそれは、合理的・客観主義的な自然科学的方法によってその存在を直接に実証することができないだけのことであって、われわれが世界や自己自身について不断に行っている実際の経験を、科学的あるいは哲学的な理論や先入見にとらわれることなく、事実のままに説明するためには、どうしてもその存在を仮定しなくてはならないようなものなのである。

二　生命の根拠への関わり

ヴィクトーア・フォン・ヴァイツゼッカーは、われわれが「生命一般の根拠」と呼んだものについての鋭い直観を持っていて、生物としての人間の知覚と運動を、すべてこの根拠との関係において理解しようとした人である。彼は、その主著『ゲシュタルトクライス――知覚と運動の一元論[1]』のなかでこう書いている。

《さてこの生物学的および物理学的という二種類の直観の相違は、運動の現象だけでなく生成一般にあてはまる。生物学的運動がその本質上位置の移動としてでなく自己運動として現出するのと同様に、生物学的生成一般も原因と結果との一貫性としてではなく、自発的生起として現出する。赤ん坊が生まれ、生命が消え、鳥が舞い上がり、獲物を目指して襲いかかり、人が目覚め、病気に罹る。物理学の前提は、その研究において認識自我は自分とは独立の対象である世界に対置されているということである。生物学にとっては、生きものを生きものとして規定している規定の根拠それ自体は対象となりえない。このことを生物学における「根拠関係」と呼ぼうと思う。生物学を支配している根拠関係とは実は客観化不可能な根拠への関わりであって、因果論にみられるような原因と結果といった認識可能な二つのものの間の関係ではない。

つまり根拠関係とは実は主体性のことであって、これは一定の具体的かつ直観的な仕方で経験されるものである。われわれの研究はこの根拠関係の中で行われなくてはならないけれども、これをあからさまに認識することはできない。なぜならばそれは窮極的な次元だからである。それは一つの勢力であり、〔それへの〕従属あるいは〔それからの〕自由として経験されうるものである。》（二九八頁、強調は原著者）

この文章はやや錯綜していてわかりにくい。彼が「根拠関係」（Grundverhältnis）と呼ぶのは、ここで見るように「それ自体は対象となりえず」、「客観化不可能で」、「あからさまに認識することのできない」、「窮極的な次元」としての「根拠」への（生物学のあるいは生物学者の）「関わり」のことなのだけれども、それにすぐ続けて、この「関わり」とは「主体性」（Subjektivität）のことだとも言われている。この「主体性」は、生物学や生物学者の主体性というよりは、そこで研究対象となる個々の生物の、したがってまた生物としてのわれわれ人間の主体性のことだと考えなくてはならない。ヴァイツゼッカーがこの本のなかで主張している最も核心的な点は、有機体を主体とみなそうということであったのだから。もちろん《生命あるものを研究するには、生命と関わりあわねばならぬ》（三頁）のであるからには、生物学の研究者と研究対象とのあいだには「生命」に根差した深い連帯関係がある。だからこそ、「われわれの研究はこの根拠関係の中で行われなくてはならない」と言われるわけであって、生命あるものを研究するには、研究対象とのあいだで根拠への関わりを――ということは「主体性」を――共有しなくてはならない。だからここで「主体性」がそのどちらについて言われているのかの詮議などはどうでもよいことなのだろう。重要なのは客観的・対象的な認識の及ばない根拠――つまりわれわれの言う「生命一般の根拠」――へのわれわれの「関わり」が、「主体性」の概念で押さえられているという点なのである。

生きているものの観察にたずさわる研究者が、この生きているものと共通の「生命一般の根拠」への関わりを共有しなければならず、しかもこの「根拠への関わり」こそが「主体性」のことなのだという洞察は、いくら強調しても足りないぐらいの重要さをもっている。というのは、彼自身生きているものである研究者と、彼の研究対象である生きているものとのこの関係は、ヴァイツゼッカーの本来の研究分野である生理学の領域をひとまず離れて、われわれが本書で扱うつもりの人と人との関係にそのまま置き移すことができるからである。

ヴァイツゼッカーが生理学の中へ導入した「主体」の概念は、言うまでもなく本来は人間関係にこそ用いられるべき概念である。主体と主体との間の、つまり「間主体的」な人間関係はどのような構造をもっているのか、われわれはこの問いに答える道筋として、一般に行われるような哲学的あるいは心理社会的な議論から始めることを避けて、「生きているもの」の学としての生理学あるいは生物学の領域に着手点を求めた。いかに複雑な知性をもち、言語的に分節された意識をもっていようとも、われわれ人間も所詮は生きものなのであり、あらゆる知的営為は生きるための方策なのだとすれば、人間の学はなによりもまず生命の学でなくてはならないだろう。

(1) ヴァイツゼッカー『ゲシュタルトクライス――知覚と運動の一元論』(木村敏・浜中淑彦訳、みすず書房。訳文は一部改変した。)

三　主体と転機

前章で述べたように、ヴァイツゼッカーは生きものがその生命の根拠に関わっている関係のことを「主体性」と呼ぶ。しかし、彼が「主体」(Subjekt) の概念を最初に持ち込んだのは、それとはやや違った角度からだった。同じ『ゲシュタルトクライス』の中から、あと何個所かを引用しておこう。

《本書で考察するのは生命あるものの運動であって時空間体系中の任意の物体、或いは単に考えられた物体の運動ではない。……或るものが生きているかどうかを決定する場合、ことにそれが動物である場合には、われわれはまずその運動を見る。言葉は持前の単刀直入さでもって、「自分で動いているのだから、生きている」(es bewegt sich, also lebt es）という表現をする。この表現によって確認することは、自発性ないし自己運動ということである。これはわれわれがそこに一つの主体を、すなわち自分自身の力で自分自身との関係において動作を行う存在を想定していることを意味する。》（三一頁）

ここで言われている「主体」とは、「自分自身の力で自分自身との関係において動作を行う存在」なのであって、これはとりあえず「自己」あるいは「自我」と言い換えてもよい。ただし、ここでヴァイツゼッカーは決して人間の主体だけを見ているのではない。神経科の医師としての彼の観察対象は、もちろん人間だった。にもかかわらず、彼はあえて主体・自己・自我などの概念から、普通はそれらに付着している知性・心・意識などの規定を拭い去ろうとする。そしてそれを、心や意識についての言表が不可能な生物一般にまで拡張して用いようとする。それによってこれらの概念は、特に自己の存在を意識しない通常の心理状態や、あるいは癲癇の発作などによって意識を喪失している状態にまで適用することができるようになる。《ここで心的ということと主体的ということとの同一視を捨てなくてはならない。意識のない有機体にして

も、ちょうどそのときに特別な心的内容を体験していない有機体にしても、やはり主体として環境と関わりをもつ。》（二七七頁）

「主体」の概念から自己意識や自己反省の契機を取り去って、これを純粋に有機体と環境との関係の契機だけで規定しようとするとどうなるか。

《知覚の考察から判明したことは、知覚は解剖学的、生理学的、空間時間的に与えられたデータから説明したり理論化したりできないものだという結論だった。知覚とは自我と環境との出会いであることがわかったからである。同様に有機体の運動も、それを形式の発生として考察するならば、神経支配の生理学や運動器官の機械力学から理論化されるようなものではなく、やはり有機体と環境との出会いとしてしか捉えられない。自我や個体的有機体は、古典的自然科学に則った分析に逆らうものである。古典的自然科学の問い方が「認識が客観を認識する」という形式であったのに対して、新しい問い方は「一つの自我《イッヒ》がその環境に出会う」という形式をもつ。ここで「自我」と物的現象との一切の混同を防止するために、われわれは現象との結びつきをまだ残している自我の概念からそれと環境との対置の根拠をな

す原理を取り出して、これを主体と呼ぶ。》（二七五、二七六頁、強調は原著者）

主体《ズブイエクト》はこのようにして、有機体と環境とが絶えず出会っているその接触面で、この出会いの根拠として働く「原理《プリンツィプ》」だということになる。出会いを成立させている根拠としての原理、それはもはやどのような仕方でも「もの」あるいは実体として対象的に捉えうるようなものではない。主体としての有機体が客体としての環境と出会うのではない。有機体が環境と出会っているかぎり、その出会いの中で主体が成立しているということなのだ。だから、この出会いがなにかの事情で壊れると、そこで主体も消滅することになる。しかし有機体が生きているかぎり、主体が永続的に消滅することはありえない。ある一つの出会いが途切れても、そこには必ず新しい別の出会いが生じていて、新しい主体が誕生しているからである。とはいっても、そのような出会いの断絶が主体にとって消滅の危機を意味していることは間違いない。というよりもむしろ、ヴァイツゼッカーにとってはそのような危機的な転機こそ、そこで不断に新しく生み出される「主体」の存在を見極める絶好の機会だったと言わなくてはならない。

《主体が転機（Krise）において消滅の危機に瀕したときにこそ、われわれははじめて真に主体に気づくのである。それが失われてはじめてその存在が信じられるようなものがいくつかある。主体とは確実な所有物ではなく、それを所有するためにはそれを絶えず獲得しつづけなくてはならないものである。主体の統一性と対象の統一性とは対《つい》をなしている。われわれの環境に属しているいろいろな対象や出来事が知覚や動作において統一性を構成しているのが、ひたすら機能の変換によるものであるのと同様に、主体の統一性もまた、非恒常性と転機とを乗り越えて不断に繰り返される回復においてはじめて構成される。》（二七七頁、傍点は引用者）

ここで言われている「転機」とは、なにも大袈裟な事件のことではない。ヴァイツゼッカー自身が挙げている実例を一つだけ引用しておこう。

《直立している人の静止の障碍を考えてみる。被験者の前腕を直角に曲げてそこに小さな籠を掛けておき、その中に順次重い分銅を入れてゆく。すると次のような事態が観察される。例えば一キログラムの分銅を入れた場合には、前腕の屈筋に著明な攣縮反射が生じるだけで、それ以上の変化は認められない。……そこで次に一〇キログラムの分銅を入れてみる。すると今度は新しい形の障碍が現れる。地面につけた両足の位置はまだ変化しないが、その人の全身は一つの新しい体位をとる。この特徴的な体位は重い荷物を持った手荷物運搬人や市場で物を売っている人に見られるもので、全身の筋肉のかなりの部分が以前と異なった拘縮状態に移されたとみて間違いない。さらに重量を増してこれが一定の限度を超えると、そこに第三の形像が出現する。それまでじっと立っていた被験者が、まるで歩き出そうとするかのように、重荷に引っぱられた方向へ片脚を踏み出す。いうまでもなく、彼はそうすることによって、重量を負荷された身体の新しい重心を支えうるような新しい支点を獲得することになる。つまり、重量を付加することによって全身の重心が移動してそれまでの支点を外れてしまったために、片方の脚を踏み出さないことにはこの重量を支えている人は倒れてしまうことになる。》(三二、三三頁)

このような体位の変化が被験者に意識されているかどうかは、この場合どうでもよい。分銅の重さの連続的な量的増大によって、いくつかの節目で非連続的に体位の質的な変化が起こる。この質的な変化は、有機体（被験者）と環境との出会い（この場合には立位を保持するという課題のもとでの出会い）が維持されるためにはどうしても必要な変化である。そしてこの変化は、この出会いの根拠となっている主体の原理が「無意識に」それ自身を変化させ、古い原理が捨てられて新しい原理が獲得されることによってのみ可能になる。このような変化の節目をヴァイツゼッカーは「転機」と呼んだのである。

ここで体位の維持として語られていることは、知覚における被視体の把捉（飛んでいるチョウを目で追う場合）、あるいは逆になるべく急速に知覚対象を変換する必要のある場合（読書）などにも当てはまるし、われわれにとって特に重大な対人関係における主体性の保持についても当然言えることである。われわれは他人と出会うごとに、そのつど「主体的」に行動しなくてはならない。他人との関係で主体性を失うということは、独立の人格としての存在を放棄することであり、そこからさまざまな精神的危機状況が生まれてくる。従来、そういった精神病理的な現象はもっぱら哲学的あるいは心理学的な文脈のみで語られてきた。しかし、ヴァイツゼッカー的に考えれば、このような「間主体的」な主体ですら、生きものとしての個人が環境としての他者に出会う場面で、この出会いの根拠として働く原理にほかならないことになるだろう。そして、相手が変わり、出会いの様相が変わるごとに、つまり人間関係に転機が訪れるごとに、個人はそのつど新たな出会いを樹立して、主体を維持するということになるだろう。

このようにして、有機体は主体という原理をもって環境と出会いながら、そこに一つの秩序を形成しているが、この秩序は絶えず消滅と生成の転機的な変化を経験しながら、有機体が生きているかぎり途絶えることのない「まとまり」を示している。ヴァイツゼッカーはこの「まとまり」のことを「相即」(Kohärenz)と呼んだ。コヘレンツとは、一般には「首尾一貫性」のことである。有機体と環境との関係は、不断の転機による断絶にもかかわらず、全体として連続性を保っている。西田幾多郎のことばを借りれば、それは「不連続の連続」だと言っていい。この不連続の連続を保証しているのが、有機体の知覚と運動の「からみあい」である。この「からみあい」をヴァイツゼッカーは「ゲシュタルトクライス」と名づけた。彼のいう「ゲシュタルト」とは、ゲシュタルト心理学のそれとは違って客観化可能な「もの」的形態ではなく、そういった形態を形成する原理のようなものである。この形成原理が知覚と運動の円環《クライス》的な「からみあい」を通じて働くことによって有機体と環境とのコヘレンツが保たれているから、その全体の構造が「ゲシュタルトクライス」と呼ばれることになる。

だから、ヴァイツゼッカーが主体と呼ぶものは、生きものがその世界と出会う原理だと言ってもいいし、この出会いの一貫性《コヘレンツ》をゲシュタルトクライスによって保持する原理だと言ってもいい。

さきにわれわれは、生きものがそれ自体認識の対象とならない「生命の根拠」と関わっていることを「主体性」として取り出しておいた。自らの生命的根拠との関わりとしての主体と、世界との出会いの原理としての主体とは、どうつながっているのだろうか。

四　音楽のノエシス面とノエマ面

生命の根拠との関わりとしての主体と、世界との関わりとしての主体、この二つの主体概念のあいだの関係を考えてみるために、われわれはここでやや視点を変えて、人間の音楽行為というだれもが知っている現象を考察の手がかりにしようと思う。

聞き覚えた歌の一節をだれにも聞かれないように口ずさんでみるといった場合から、専門の訓練を受けた演奏活動に至るまで、ほとんどの人はなんらかの形で音楽の演奏を行った経験を持っていることだろう。文化史的にみても、音楽は人類の歴史と同じぐらい古い歴史を持っていたと考えられる。人間の共同体のあるところには、必ず音楽があったのだろう。そしてそのような音楽は、まず舞踏に伴う合唱あるいは合奏として、共同体の全員が参加するような形で演奏されたのだろうと思われる。

歌をうたう場合でも楽器を弾く場合でも同じことだけれども、音楽の演奏は少なくとも三つの契機から成り立っている。その一つは、瞬間瞬間の現在において次々と音楽を作り出してゆく行為である。音楽の生産をやめればそこで演奏は途切れる。ここで音と言わずに音楽と言ったのは、演奏の行為において生み出されるのは音だけではなく、音と音とのあいだをつなぐ区切り（休止）もそれに含まれるからにほかならない。

第二の契機は、自分の演奏している音楽を聞くという作業である。確かな音程で歌うという一番基礎的な要因だけを取り出してみても、自分の歌っているメロディーを自分で聞いていないことにはこれからどういう音を出したらいいのかわからない。そこに強弱やテンポの変化が加わる場合にはなおさらである。音楽というものは個々の音を産出することによって作られるものではない。音楽を演奏するということは、それまでにすでに響いたひとまとまりの音型に一つの音や休止を付け加えてやることによって、音型をそのつど新しく作り直し、繰り返し新しいまとまりを確認してゆく作業である。この場合、直前の音や休止の確保が必要になるだけではなくて、それまでの演奏の全体をある意味で記憶しながら、この全体の中へ向かって音楽を加えていくことが要求される。

第三の契機は、これから演奏する音や休止を先取り的に予期することによって、現在演奏中の音楽に一定の方向を与えるという作業である。楽譜なり口承なりによって予め与えられたプランに沿って演奏が進められる場合でも、その場で行われる即興演奏の場合でも、演奏者の意識の中にはすでにある程度まとまったフレーズが用意されているのが普通である。だから、そのフレーズの途上にある個々の音や休止は、つねにその後に来るべき音や休止との関連においてのみ、ということは、次に来るべき音や休止への「つなぎ」としてのみ、全体の中で意味をもつことができる。

この三つの契機はもちろん切り離して考えられるものではない。実際の演奏ではこの三つが必ず一体となって実現される。ただ、そこで実現されている演奏という作業が、無構造の単一体をなしているのではなく、三つの異なった契機の統合として一つになっているのだということは確認しておかなくてはならない。そのうち、第二と第三の二つの契機は、いずれも現在と非現在との関係として、一括して扱ってよいかもしれない。しかしこれに対して、第一の契機の意味はまったく異なっている。

音楽という行為は、人間のいとなむ他のすべての行為と同様に、人間が生きているということに直接に根差した生命活動の一つである。しかもそれは、食べることや眠ること、あるいは生殖行為などと並んで、もっともすぐれた意味での生命活動に属するものであるのかもしれない。歌い踊るという行為のうちに、われわれは生きものとしての人間における、もっとも原始的で根源的な形での生命の迸《ほとばし》りのようなものを認めることができる。そしてこの生命の迸りを直接に実現しているのは、それがたとえつねに第二、第三の契機に支えられていようとも、やはり第一の契機にほかならないと言わねばならぬ。実際、酩酊その他の事情によって、他の二つの契機が相対的に弱まって第一の契機だけが突出し、そのために演奏が全体としてのまとまりを失う場合がありうることも、われわれの日常的な経験に属している。

われわれはここで、今後の記述を簡略にするために、一対の術語を導入しようと思う。そして音楽を演奏するという行為的な側面を音楽の「ノエシス的」な面と呼び(1)、そのときにわれわれが意識している音楽を音楽の「ノエマ的」な面と呼ぶことにしよう。ノエシス的な面というのは、一瞬一瞬の現在において直接的な生命活動の一環としての音楽を産出している働きそのものの面であるから、これはいま言った第一の契機にほぼ相当するだろう。これに対してノエマ的な面というのは、そこで産出される音楽にそれ以前およびそれ以後の音楽との関係をもたせ、それによって全体的なまとまりを構成するためにぜひとも必要な「意識されている音楽」の面である。だからそれは、すでに演奏された音楽として記憶の中に保存されている音楽であったり（第二の契機）これから演奏する音楽として想像によって先取りされている音楽であったりする（第三の契機）。

音楽のノエシス的な面であるそのつどの演奏行為が、それ自体として独立に意識されることは決してない。実際のわれわれの経験では、それは必ずノエマ的な意識に投影された演奏全体の中に吸収されてしまっている。われわれが経験できるのはいつも、すでに演奏された音楽の知覚あるいは記憶であるか、それともこれから演奏する音楽の予期であるかのどちらかでしかない。これはいずれも音楽のノエマ面の意識にほかならない。ノエシス的な働きを、ノエマ面に投影することなく純粋に意識することは不可能なのである。

このことは、われわれの時間意識において純粋な現在の瞬間は絶対に意識されないという事実と同じことを意味している。意識された時間は、つねに過去か未来かのどちらかでしかない。時間は、それがわれわれに意識されるやいなや、ただちに一種空間的なイメージに変化する。そして遠い過去から近い過去、そして近い未来を通って遠い未来へという一本の直線上に配列される。そのように空間化された時間のことを、右の用例にならって「ノエマ的」な時間と呼んでもいいだろう。これに対して「ノエシス的」な時間というのは、絶対に空間的なイメージに汚染されることのない、したがってそのものとしては絶対に経験できないけれども、その存在を認めなければ時間というような概念がそもそも成り立たないような、そのつどの現在における時間生成の働きを指している。

　音楽のノエシス面とこのようなノエシス的時間との共属性から、音楽が「時間芸術」であるということの深い意味が理解できる。それは、ある楽曲を演奏したり鑑賞したりするのに一定の（空間化された）時間が必要だというノエマ的な意味に尽きるものではない。音楽が時間芸術だというのはむしろ、音楽の一瞬一瞬において（空間化される以前の）純粋にノエシス的な時間そのものが生成されるという意味に理解しなくてはならない。この意味で、ノエシス的な音楽演奏とノエシス的時間とは、ともに生きものとしての人間の生命活動それ自体に根差した行為であることがわかる。

　音楽が音楽としてのまとまった形をととのえるには、演奏行為によって意識のノエマ面に構成される音楽を絶えず参照することがどうしても必要である。われわれは演奏という行為と聴覚という感覚の両面で音楽の世界と関わらねばならぬ。それは、ヴァイツゼッカーが知覚と運動の一元性として記述した「ゲシュタルトクライス」の恰好の実例である。そこに演奏者が絶えず音の世界とのあいだに樹立している出会いの原理として、演奏者の「主体」というものを考えることができる。音楽が音楽として維持されるためには、刻々変化する音楽的世界にそのつど対応する主体的原理が働き続けていなくてはならない。

音楽の演奏において演奏者が出会っている「世界」は、単なる物理的な音の組み合わせではない。ノエマ面における音や休止の系列が単なる聴覚的刺激以上の全体的なゲシュタルトとなりうるためには、それはどうしてもノエシス面での生命活動としての音楽、つまり先に述べた「生命一般の根拠とのつながり」としての演奏によって生み出されるものでなくてはならない。演奏の一瞬一瞬において演奏者の主体が出会う世界というのは、実はこのような生命的根拠に直接に根差した生命活動としての音楽の世界なのである。音楽の演奏において、主体は自らの「外部」の音楽的現実に関わると同時に、自らの「内部」で自己の音楽活動の生命的根拠とも関わり続けている。

われわれはこうして、ヴァイツゼッカーが述べている「主体」の二つの概念が、実は同じ一つの主体に関するものであったことを理解することができる。

演奏の主体は、自分一人の演奏だけに限ってみても世界とこのように二重の関わりを保っている。しかしこの「主体の二重性」がもっと明瞭に見てとれるのは複数の演奏者による合奏の場合だろう。次にこのような「間主体的」な合奏がどんな構造をもっているのかを見ておきたい。

(1) 後にも述べるように、「ノエシス」という語の語源は、心・精神・理性などを意味するギリシア語の「ヌース」である。だから現在でも、特にフッサール現象学においては、意識が対象を志向して対象を「ノエマ」として構成する作用が「ノエシス」と呼ばれている。われわれのように行為の側面を「ノエシス」と呼ぶのは、ひどく慣例から外れているということになるだろう。それを承知の上で敢えてこのような普通ではない用語法をするのは、われわれが先に述べたヴァイツゼッカーのゲシュタルトクライス理論や後に触れる(五〇頁)西田幾多郎の「行為的直観」の考え方に従って、運動と知覚、行為と認識を一つのものと見る立場に立っているからである。意識の作用面というのは、生命活動の行為面のことにほかならないのであって、それが身体的運動を伴うかどうかは二次的・派生的な問題にすぎない。

五　合奏の構造

複数の演奏者がそれぞれ違ったパートを受け持って合奏する場合を考えてみる。オーケストラや大人数の合唱でも同じことなのだけれども、一人が一つのパートを引き受けるような小人数の室内楽や重唱のほうが構造がはっきりしていて、見通しがききやすい。

ある程度以上の技術水準をもつ演奏者どうしが合奏する場合、各自が楽譜に指定されている音譜や休止符をメトロノーム通りの正確さで再現すれば、当然物理的には正確な合奏が成立するはずだし、初歩的な合奏ではそれが実際にひとつの努力目標になりうる。しかしその場合、聴衆に一種の「正確美」といった感動を与えることはありえても、一人ひとりの演奏者の意識はノエマ的な正確さを求める絶えず緊張した心理状態に置かれ、自由さと自然さを本質とする深いノエシス的な感動は望むべくもない。

もう少し上の段階で、メトロノーム的な正確さは脱却できたとする。すると今度は、各演奏者が互いに共演者の演奏に合わせようとする努力が見られるようになる。演奏者間に技術の差があるときには、下手な人が上手な人に合わせるということになるだろう。この場合には、全体をリードしている人の資質次第ではかなりの芸術性をおびた演奏が期待できる。凡庸なオーケストラでも、すぐれた指揮者や独奏者を得たときに驚くほど見事な音楽を聞かせてくれる場合のあることは、だれでも知っている。これは、指導的な演奏者のもとでのノエシス的な演奏行為が、他のメンバーすべてのノエマ的な音楽を吸収して、それに豊かな生命的躍動感を与えているからだと言ってよい。

もう一歩進めて、合奏の各メンバーがすべて望みうるかぎりのすぐれた技術と芸術性を備えていて、しかも各演奏者間に優劣がまったくないという理想的な場合を考えてみる。ここではメトロノーム的正確さはもちろん、相手の演奏に合わせようとする努力すら、意識的には求められていない。一人ひとりの演奏者が各自のパートの演奏を、純粋に自発的で主体的なノエシス的・ノエマ的創造行為として、なんの外部的規準にも拘束されずに遂行している。各自がいわば自分勝手な演奏を行って、しかもその結果としてごく自然にまとまった合奏が成立した場合、それは聴衆にとっても各演奏者にとってもこの上ない芸術的感動を生み出す出来事となるだろう。このような境地に達した合奏が、それほど多く望みえないのは当然である。しかし、われわれが経験しうる通常の合奏においても、少なくとも瞬間的にはこのような理想的な合奏が実現しうるとみなしてよい。

いま挙げた三つの段階で、それぞれの演奏者がそこで鳴っている音楽の「ありか」をどこに感じ取っているかを考えてみよう。

最初のメトロノーム的合奏の段階では、各自にとって自分のパートのノエマ的に正確な演奏がすべてである。そこで物理的には合奏が成立していても、心理的には各自はそれぞれの内部的意識から一歩も出ることはない。

次の相手に合わせる段階では、従属的な立場の演奏者はそこで鳴っている音楽のすべてが指導的演奏者のもとに集約されているかのような体験を抱く。指導的演奏者の芸術性がすぐれている場合には、全員が普段の自分よりも一段と高い境地で音楽に関わっているという充実感を与えられることになるだろう。しかし一方では、自分自身でメトロノーム的な正確さを求めようとするある意味での自律性がなまじ放棄されているだけに、物理的には自分の演奏行為によって生み出されているはずの自分のパートの音楽すら自己への帰属性を失って、指導的演奏者の作り出す音楽のノエシス面に完全に支配され、方向づけられることになり、自分自身はただ他律的に音を出している道具的存在にすぎないという感じを抱く場合もありうるだろう。

最後の理想的な段階では、それぞれの演奏者が、すべて各自のパートを独自に演奏しているという確実な意識を持っているだけではなく、他の演奏者すべての演奏をまとめた合奏音楽の全体すら、まるでそれが自分自身のノエシス的自発性によって生み出された音楽であるかのように、一種の自己帰属感をもって各自の場所で体験している。しかしその次の瞬間には、音楽全体の鳴っている場所がまったく自然に自分以外の演奏者の場所に移って、演奏者の存在意識がこの場所に完全に吸収されるということもありうる。音楽のありかがこのようにして各演奏者のあいだを自由に移動しうるということは、別の言い方をすれば、音楽の成立している場所はだれのもとでもない、一種の「虚の空間」だということになる。

実在の物理的空間に定位不可能なこの「虚の空間」は、いわばすべての演奏者がそこから「等距離」にあるような場所である。合奏全体を一つの閉じたシステムとみなせば、それは各演奏者の「あいだ」であると言ってよい。だがこの「あいだ」は、ノエマ的な空間の内部で個々の演奏者を隔てている間隔とは違って、決して各自の外部に定位されるものではない。この「あいだ」には明瞭なノエシス的自己帰属感が伴っている。各演奏者はそれをむしろ、各自の行為的自己の「内部」として体験している。それは、各自の内部に見出されながら各自のあいだにも見出されるという、不思議な場所なのであって、この不思議さは、それが本来ノエシス的な現象であるのにノエマ的にしか意識されないという、その二重構造から来ている。

演奏には当然聴衆というものが予想されるが、その場合には音楽は聴衆一人ひとりの心の「内部」でも鳴り響く。真の聴衆は、音楽をノエマ的・感覚的に知覚しているだけではなく、ノエシス的・行為的な能動性でもって音楽の成立に関与している。しばしば聴衆の「熱気」という表現で言われるその積極的な参加が、演奏の遂行にどれだけ大きな影響を与えうるものであるのかは、多くの音楽家による証言からよく知られているところだろう。だからこの場合、合奏者と聴衆とを合わせた大きなシステムを考えるならば、音楽は各演奏者と各聴衆のいずれの「内部」でも鳴っており、同時にこれらすべての関与者の「あいだ」で鳴っているということになる。

このようにして、それに参加する各人の内部であると同時に外部でもある「あいだ」の虚空間で鳴っている音楽は、もはや演奏者各自の個人的な意志を超えて自律性を獲得した固有の有機的生命をもっている。ノエマ的にみれば、合奏音楽の全体は各奏者の演奏した音が物理的に合計された結果として、いわば「事後的」に成立するものであろうけれども、ノエシス的にみれば、それは一個の独立した生命体としてつねにそれ自身の未来を生み出している。現在鳴っている音楽の全体が次に来るべき音を、自己生産的に、それ自体の生命活動から生み出すのであって、次の音を各奏者の演奏から待っているわけではない。各奏者はむしろ、音楽自体があらかじめ自律的に先取した未来の音を、自らの行為によって実現するという使命を与えられている。だからある意味では、演奏者に恣意は許されないことになるけれども、それは各人の演奏が技術的に低い段階でのように外部的な規準によって律せられることを意味しない。むしろ各演奏者は、自分自身の自発的行為としての、自己の内部の音楽自体に内在する方向によってのみ律せられるという形で、完全な自律性の意識をもっている。外部である「あいだ」の場所に鳴っている音楽それ自体の自律性と、各自の内部からの演奏行為の自由な自発性とが、同じ一つの事態として生起している。

音楽が自発的かつ主体的に演奏されるということは、各々の音がそれ以前に演奏された一連の音からなる音形態からの、そしてなによりもまず、その音に直接に先行する「音と音とのあいだ」(具体的には楽譜の上で個々の音譜と音譜にはさまれた空白、あるいは休止符によって表記される部分)からの、音楽それ自体に内在する自己運動的な必然性のみに従って奏されるということである。一つの音から次の音までのノエマ的な時間間隔は、もちろん長短さまざまである。しかしどのように素早い音の交代に際しても、逆にどのように長い休止が置かれる場合にも、次に来るべき音がこの「音と音とのあいだ」に内在する自己運動的な動的構造から生み出されるということ、換言すれば、このノエシス的な動的構造それ自体が次に来る音の出現をノエマ的にも規定するということに変わりはない。

この動的構造のことを日本古来の用語をもちいて「間《ま》」と呼んでもいいだろう。「間」はつねにそれ自身のうちに未来産出的な志向性を有していて、次に来るべき音はこのノエシス的な未来志向性に従って方向づけられることになる。演奏が自律的・主体的であるということは、各々の音が直接的にはその直前の「間」以外のなにものによっても規制されないということである。

だから、理想的な合奏がメトロノームや指導的演奏者のような外的規準なしに成立する条件としては、各演奏者の奏する音がノエマ的時間において合致することよりも、各自のパートの演奏における「間」の一つひとつが、そのノエシス的構造の必然性において、共演者の「間」と「合致」することのほうが本質的だということになる。言い換えれば、合奏音楽全体を生み出し続けている「間」と、各自の演奏に方向を与えている「間」とが、同じ一つの自己産出的な原理として統合されていなくてはならない。合奏が成立するということは、音が合うということより以前に、まず「間」が合うということなのである。一般に「呼吸が合う」と言われている事態は、このような「音と音とのあいだの間」が合うことを指していると考えていい。さきに一人ひとりの「内部」で鳴っている音楽が同時に相手との「あいだ」の場所である「虚の空間」でも鳴っていると書いたのは、実はノエマ的な音楽のことというよりも、ノエシス的な「間」のことだった。各奏者の「内部」における「間」と、音楽全体の「間」とが合致する場所、それが各自の内部でもあり外部でもあるような「あいだ」の場所だということなのである。

先にも書いたように、ヴァイツゼッカーは生物一般について、その主体性を「生命の根拠への関わり」の面と「世界との出会い」の面との二重性という形で規定した。われわれにとって音楽的現実は、すぐれた意味でのゲシュタルトクライスである。「音楽する主体」は、ノエシス面での生命一般の根拠とのつながりである一瞬一瞬の演奏活動と、ノエマ面での音形態の形成の両契機から成り立っている。独奏や独唱のような自分ひとりでの音楽の場合にも当然成立しているこの「音楽的主体」は、合奏や合唱の中では右に述べたような非常に複雑な「間主体性」の構造を示す(1)。つまり、それぞれがノエシス面とノエマ面をもっていて、そのノエシス面で各自の音の世界と出会っている主体どうしが、共通の生命的根拠とのこれまたノエシス的なつながりを共有することによって、はじめて間主体的な仕方で合奏音楽全体の世界と出会うということが可能となる。

先に、各演奏者間の「あいだ」には各自の内部での自己所属感が伴っていると書いた。ということは、主体間の「あいだ」がそのまま主体内部の「あいだ」として生きられているということである。主体内部の「あいだ」というのは、各奏者が自らのノエシス的演奏行為によってノエマ面の音の世界と出会っている際の、出会いの場面にほかならない。だからこの「あいだ」は形の上ではノエシス面とノエマ面との「あいだ」であるけれども、その実体は「世界と出会う」というノエシス的行為そのものである。各主体のノエシス的な行為面が、主体内部の「あいだ」という形でそれ自身とそのノエマ面とのあいだの関係を作り出すことになる。

主体と主体との「あいだ」は、こうして主体内部のノエシス的な「あいだ」を包み込むことによって、一つの統合的なノエシス的原理として働くことになる。それは個別的なノエシス面を統合する高次のノエシス面であるから、そのありかたは「メタノエシス的」な原理と呼ぶことができるだろう。このメタノエシス的原理は、主体と主体との「間主体的」な関係を考えてゆく上で重要な原理である。だから以下もう少しこの問題を追ってみることにしたい。

（1） 音楽、ことに合奏音楽を例にとって「間主体性」（Intersubjektivität＝間主観性、相互主観性）の問題を扱おうとした人として、フッサール門下のアルフレート・シュッツがいる（A. Schutz : Making music together : A study in social relationship. Collected Papers, Vol. 2. Nijhoff, Den

Haag 1976)。しかしシュッツの考察は主として（われわれのいう意味でノエマ的な）音楽の伝達という問題に限局されていて、生命的根源に根差したノエシス的な音楽行為への着眼は稀薄である。この不満は、彼が本来、間主体性の本質をベルグソン的な意味での「持続」（われわれのいうノエシス的時間）の共有としての「共に老いること」（zusammenaltern）に見ようとしていることからみて、一層大きくなる。このそれ自体正当な着手が豊かな展開を見るに至らなかったのは、生命レヴェルへの着目の欠如に由来するものだろうと思われる。

六　間主体性とメタノエシス性

「ノエシス」という言葉は、古代ギリシア哲学以来、近くはフッサールの現象学に至るまで、理性的思惟を本領とする人間の意識について、その対象志向的あるいは対象構成的な作用の側面を指して用いられ、これに対してこのノエシスの作用によって志向され構成された対象が「ノエマ」と呼ばれてきた。

これに対してわれわれが「ノエシス的」とか「ノエシス面」とかの言葉を用いる場合には、われわれはそれによって、生命をもつ有機体である人間が、その生命の根拠に根差した活動として世界に向かって働いている動的な志向性を言い表している。もちろんその場合、ギリシア語の「ヌース」（心・精神・理性）と同じ語源から出ているこの言葉の伝統的な用法に従って、われわれもそれを事実上は意識の志向作用と関連させている。しかし、われわれの用語法が伝統的なそれから大きく違っている点がひとつある。それはわれわれが、このノエシス的な作用の根底に、いわばその源として、心や理性、あるいはフッサールのいう「超越論的自我」のようなものを仮定せず、従来の考えではそういった心や自我とはむしろ対立させられていた自然の生命一般のようなものを考える点である。だから一般には心や理性をもたないとされている動物や植物でも、あるいは意識を失っている状態の人間でも、それが生命的活動に基づいて世界と関係を保っている限りにおいては、権利上はそこにノエシス的な作用が働いているものとみなして一向に差し支えないことになる。

　これに対してわれわれが「ノエマ的」という場合、それはやはり必然的に意識活動を、それも特に人間の意識活動を前提にした概念である。ノエマとはいわば、ノエシス的な生命活動が意識面に送り込んだ「代表者」（Repräsentanz）だと言ってよい。レプレゼンタンツとはまた「表象」のことでもある。われわれの意識がそのスクリーンになにを表象するにしても、その表象はすべてノエマ的である。だから、意識面に何らかのノエマを送り込む作用という意味で、ノエシスの働きも実際には意識を前提としていると言っていい。

ノエマ的な表象を媒介にして、われわれは外部の世界と出会っている。普通には、われわれは外部の世界を「知覚」し、内部の世界を「表象」するという言い方をしているが、実をいうとあらゆる知覚の本質は表象である。赤い色を知覚している意識それ自身が赤くなっているわけではない。同じ音の知覚がある人には単なる雑音を、ある人には意味のあるメッセージを意識させる。赤い色が「赤い」という表象を生み出し、ある音が雑音とかメッセージとかの表象を引き出すのである。知覚されたものは表象的な「再現前」としてしかわれわれの意識にのぼらない。われわれは世界からの刺激を受動的に受け取っているだけではなく、これを能動的に表象として加工することによって世界と出会っている。この点に関しては外部と内部の違いはない。対象化不可能な生命の根拠との関わりを別とすれば、それ以外にわれわれが出会うすべてのものは「外部」の世界だと言っていいし、この出会いはすべてノエマ的な表象によって媒介されていると考えていい。

われわれはノエシス的作用を狭義の意識現象から独立させ、ことにフッサールが仮定した「超越論的自我」のようなものから切り離して、これを有機体としての人間がその生命一般の根拠に根差した活動として世界と関わっていくその能動面、作用面と考える。そしてわれわれが意識を保っているかぎり、このノエシス的な作用が世界と関わるのは意識面に送り込まれたノエマ的表象を媒介にしてのことである。このようなわれわれの見方は、西田幾多郎が「行為的直観」の概念で言おうとしたことと非常に近い(1)。

西田の考えでは、世界を知ることも物を見ることもすべて「働くこと」であり、行為あるいは実践に属する営みである。だから普通には互いに相反すると考えられている行為と直観が、「絶対矛盾的自己同一」の形で一つのこととして理解されることになる。そのうえで、知ること（論理）も見ること（直観）も働くこと（行為）も、直接に生命の世界から成立し、生命自体がわれわれの身体を焦点としてそれ自身を表現する事実として捉えられる。このようにして人間の行為的直観に捉えられた生命は「歴史的生命」であり、これを表現する道具としての身体は「歴史的身体」である。ここで「歴史的」というのは、普通の意味での過去・現在・未来がすべてそこから成立してくる根本的な現在が、それ自身を現在として限定しながら「時間」といわれるものを繰り展げているという意味である（本書十四章参照）。この自己限定の場所においてはじめてわれわれの「自己」というようなものが成立するのであるから、歴史的身体を道具として歴史的生命がそれ自身を表現する行為的直観は、そのままわれわれの自己実現ということに通じている。

ということになると、これはまた先にわれわれが引用したヴァイツゼッカーのゲシュタルトクライスの思想にも非常に近いということができる。そもそもその理論の眼目は、知覚と運動を一元論的に捉え、これを生きものが環境世界と絶えず出会い続けているという単一の現実の両面にほかならないものとして理解しようということだった。そしてヴァイツゼッカーも、有機体がこのようにして知覚的・運動的に世界と出会う「出会いの原理」として「主体」ということを言う。

われわれの生命的現実に根差した世界との関わりは、このようにして知覚的・運動的であり、行為的・直観的である。世界を意識する働きの行為的・運動的な側面はノエシス的ということができるし、それによって意識された世界の表象の側面はノエマ的である。ノエシスとノエマをフッサール現象学のように意識の志向作用と志向対象との二つに分けて、前者が後者を「構成」するというように理解するのは正しくないだろう。行為的直観の立場に立てば、ノエシス的な面がノエマ的な面を生み出すと同時に、ノエマ的な面がノエシス的な面を限定すると考えなくてはならない。両面はヴアイツゼッカーのいう「ゲシュタルトクライス」の関係にあるのであって、どちらが原因でも結果でもない。

このことは先に述べた音楽演奏の行為を思い出してみるとよくわかる。確かに、演奏するというノエシス的行為が音楽のノエマ的表象を意識に送り込むのではあるけれども、他方ノエマ的な音形態を知覚しないで演奏行為を行うことは不可能である。演奏はつねに自分が作り出している音の知覚によって導かれ、規制されている。ことに聴衆の立場に立ってみた場合、音楽を聴くというノエシス的行為が成立するのはつねに演奏によってノエマ的に音楽が与えられた「後」である。もちろん単なる要素的感覚のレヴェルでの知覚に限って言えば、この場合にも「聴く」というノエシス的志向作用が音のノエマを構成すると言ってもいいだろう。しかしわれわれの生命的活動としての音楽行為というレヴェルで言うならば、演奏者が聴衆の意識のノエマ面に音楽を「生きた」音楽として、つまり豊かな感動を呼び起こすような「形態」をもつ表象として送り込んではじめて、聴衆のノエシス面においても豊かな感動を伴った創造的な鑑賞行為が成立すると言わなくてはならないだろう。だからわれわれも、ノエシス面とノエマ面とを意識活動の二契機として分離はするけれども、それはあくまで便宜上のことであって、実際の意識活動においてはつねにノエシスはノエマに支えられ、ノエマはノエシスに支えられるという相互限定の円環的な関係しか見られない。

理想的な合奏音楽の場合には、先にも書いたように各演奏者の個別の演奏行為が統合されて、演奏者全員の「あいだ」にある虚の空間に音楽の全体像が結実する。めいめいの演奏者の「持ち寄り」であるはずの音楽の全体が、この虚空間では部分の寄せ集めではない一つのまとまった音楽形態を形成する。そしてこのまとまった音楽形態が、それぞれの演奏者の意識には各自のノエシス的演奏行為のノエマ面として表象されている。たとえばピアノとヴァイオリンの理想的な二重奏が行われている場面を考えると、ピアニストはピアノのパートを、ヴァイオリニストはヴァイオリンのパートを分担して音を出すことはもちろんなのだが、不思議なことに二人とも、ピアノとヴァイオリンとの音が合わさって一つにまとまった音楽を、自分自身の演奏している音楽として聴いている。自分の指はピアノの鍵盤しか叩いていないのに、同時に聞こえてくるヴァイオリンの音まで、まるで自分が弾き出した音であるかのように意識している。

しかしもちろんそれと同時に、各演奏者は自分自身の演奏するパートだけの音もノエマ的に意識している。ことに二人の呼吸が少しでも喰い違って合奏に微妙なずれが生じたときには、それぞれの意識はたちまち自分だけのパートに集中することになるだろう。理想的な合奏であってもこのようなずれは実際に絶えず起こっている。

合奏において各奏者が自分の意識のノエマ面として全体の音楽を聴いている場合、それに相関するノエシス面はもはや各自の「実の」ノエシス面ではありえない。それはいわば各自の意識における「虚の」ノエシス面である。個人の意識の「内部」に、個別的な意識の主体性を止揚した集合的・間主体的で自律的なノエシス・ノエマ相関が成立していると言っていい。そしてそれと同時に、各演奏者の主体的で自律的な音楽創造の意志も必ずそこに働いている。この全体的意識と個別的意識の同時成立は、二つの別個の志向性が互いに素早く交代したり、並行して同時に進行したりしていると考えるよりも、むしろどこまでも一つの意識の一つの志向性、単一のノエシス・ノエマ相関が示す二つの局面だと考えるべきだろう。主体が自分のパートだけを意識したり間主体的に全体の音楽を意識したりするのは、そのつどの自由な観点の変更によるのである。

さきに主体と主体との間主体的な「あいだ」が、個別的な主体の内部の「あいだ」

を一つに統合する「メタノエシス的原理」として働くということを書いた。それはここで「虚のノエシス面」と呼んだものにほかならない。前にも書いたように、合奏においてはそこで鳴っている音楽の全体が、各自の個別的な意志から独立した自己生産的な自律性をもってしまって、それ自身の（「虚の」）ノエシス的な志向性によって次に来るべき音を勝手に「予想」し、各奏者はこの「予想」を実現するような形でその後を追っているという趣がある。ということはつまり、合奏におけるメタノエシス的原理が各奏者個人の演奏のノエシス・ノエマ相関に絶えず先行しながら、これを規制し、限定しているということを意味している。個人の主体が、そのノエシス面での演奏行為とノエマ面での音楽の知覚との不断の相互限定によって音楽の世界と関わってゆく場合、この主体性はつねに全体のメタノエシス的な間主体性によって限定され続けている。

しかもこのメタノエシス的原理というのは、いまも述べたように個人のノエシス面と別のものではない。個人の意識の行為的・ノエシス的側面が、そのまま間主体的なメタノエシス面という資格でそのノエマ面と結びついている。個々の主体の「外部」の、他の主体との「あいだ」にある間主体的なメタノエシス的原理が、個々の主体の

「内部」でのノエシス面としてそのノエマ面を意識へと送り出している。主体内部でのノエシス・ノエマ相関がどのような動きを示すかを決めるのは、間主体的なメタノエシス的原理という姿をとった主体自身のノエシス面なのだということである。

(1)「行為的直観」の概念については、西田幾多郎の後期の諸論文(ことに全集Ⅷ巻(岩波書店、旧版)、岩波文庫『論理と生命他四篇・西田幾多郎哲学論集II』に収められた「行為的直観」)のほか、最近では中村雄二郎の『西田幾多郎』(岩波書店、岩波現代文庫)の第五章をも参照。

七　主体の二重性

　個別主体のノエシス面と間主体的なメタノエシス的原理が同じ一つの働きの二様態だということは、先に主体間の「あいだ」がそのまま主体内部の「あいだ」として生きられていると書いたことと同じ事態を意味している。そのときには主体内部の「あいだ」という言いかたを、ほとんど説明なしに用いておいた。しかし、これは当然説明を要することだろう。

　主体はつねに、ノエシス的行為を通じて作り出されたノエマ的表象を媒介として世界との関係を保っている。この関係はこれまでも述べてきたように、運動と知覚、行為と直観の相互限定からなるゲシュタルトクライス的な関係である。だからこの関係を単純に「構成する作用」と「構成された対象」という意味でのノエシス・ノエマ関係に還元することはできない。作るものと作られるものとのあいだには非常に複雑な関係がある。

先に、音楽の主体的な演奏は演奏者が音楽それ自体に内在する自己運動的な必然性に従って行われると書いた。主体は刻々に自分の演奏行為によって音楽を産出し、その表象を自分の意識へ送り込んでいる。しかし一方、主体はつねにこの既に産出された音楽を参照しなければ、そのつどの演奏行為を方向づけることができない。いったん作り出された音楽はそれ自身の自律性を獲得し、主体に向かって次に行うべき演奏行為を「指示」する。この場合、「作られたもの」から出てくる「作る」作用をどう理解するべきなのだろうか。

これまで音楽の例ばかりを持ち出してきたので、少し目先を変えてみよう。例えば聴衆を前にしてなにかの話をする場合を考えてみる。話し手は自分の言語行為によって聞き手に一定の意味内容を伝える。同時に話し手は自分のしゃべっている話を自分自身でも聞いている。聞き手に理解可能な話し方をするためには、いま現在話している一つの文章の、すでに話し終えた部分をはっきり把握しておかなくてはならないだけでなく、まだこれから話す予定の部分も含めて、その文章の全体が大体頭の中に入っていなければならない。それだけではなく、その講演全体をまとまった話にするためには、最初からどんな話題を話してきたのか、これからどういう筋立てで話を進めてどんな結論を言うことになるのかを、漠然とした形であれ意識していなければならないだろう。

だから音楽の場合とまったく同様に、この場合にも話し手の意識に表象された、したがって普通の位置づけではノエマ面にあるはずの「話されたこと」が、むしろ「次に話すこと」を限定する「ノエシス的」な作用をいとなむことになる。だからそれはもはや単なるノエマではないということにもなる。西田幾多郎は彼のいう行為的直観に関して、《作られたものは作るものを作るべく作られたのであり、作られたものと云うことそのことが、否定せられるべきものであることを含んで居るのである。併し作られたものなくして作るものと云うものがあるのではなく、作るものは又作られたものとして作るものを作って行く》[1]という彼一流の難解な文章を書いているが、ここで彼の言おうとしていることの少なくとも一部は、われわれがいま考えているようなことではないのだろうか。

もう少し「論理的」に言えばこうなるだろう。話し手が自分のしている話を意識しているという場合、この「話」つまり「話された文章」は単なるノエマ的客体ではなく、それ自身が自己産出的な自律性を獲得して、話し手の意識の中でノエシス的主体の位置に移ってしまう。しかしその間にも話し手は話す行為を止めるわけではないから、「話す」というノエシス的行為の主体ももちろん働いている。だから話し手の意識の中には、現在話している主体のほかにもう一つの主体が、つまり自分の話している文章そのものがいわば「ノエシス化」した第二の主体が、ノエシス的な作用をいとなんでいることになる。

この「主体の二重化」は、講演の場合にも音楽演奏の場合にも同じように見られることだし、それ以外でも、おそらくすべての意識活動に見られることではないかと思われる。例えばわれわれが本を読んでいるとき、瞬間瞬間に文字を知覚しているノエシス的な行為が一つのまとまった読書行為へと統合されるためには、すでに読み終えた部分の全体がもうひとつの主体のように働いて「文意」を次々に展開して行ってくれなければならない。活字を目で追っている「私」と文章の意味を取り入れている「私」とは、明らかに別個のノエシス的主体だと言うべきなのである。だからこそ、あまり気の入らない読書では活字だけ拾って意味がさっぱり頭に入って来ないし、逆にいわゆる「斜め読み」の場合のように、活字はきちんと読まないで意味だけ理解するという読書の仕方も可能になる。

これらすべての場合に、現在の瞬間の主体の行為に方向を指示している「第二の主体」は、一応はすでに演奏された「音楽」であり、すでに話されたり読まれたりした「文章」なのだけれども、それはもちろん音の集合としての音楽とか言葉や文字の集合としての文章ではない。すでに世界へ向かって表現された音楽や文章そのものは、やはりノエマ的な性格しか帯びていない。こういった「過去」の音楽や文章のノエシス的な性格はどこから生み出されるのだろう。

ここでわれわれは、先に「間《ま》」について書いたことを思い出しておこう。音と音とのあいだの音のない空白、これを普通は「間」と呼ぶのだが、生きた音楽においてはこれは決して単なる沈黙ではない。「間」のすぐ次に来る音が生きた音になるのも死んだ音になるのも、演奏者が「間」それ自身の演奏者に伝える指示を的確にキャッチしてこれを実現するかしないかにかかっている。だから前にも書いたように、「間」はつねにそれ自身のうちに未来産出的な志向性を有していて、次に来るべき音はこのノエシス的な未来志向性に従って方向づけられるのである。ということは、いま問題になっている「第二の主体」というのはこの「間」のことではないのか。

ここで、「間」のことを「音の音とのあいだ」の「沈黙」、楽譜上では音譜と音譜とのあいだの空白や休止符で表記される「音の隙間」だとする普通の見方を訂正しておく必要がある。実をいうとわれわれ自身も、これまでのところでは一応そういった普通の見方に従って書いてきたのだが、本当の「間」とは音の隙間ではなく、音の鳴っている最中にも開けているものなのである。だからこそ、作曲家の武満徹は一つの音が生み出す「間」について語りえたのである。

《一撥、一吹きの一音は論理を搬ぶ役割をなすためには、あまりに複雑（Complexity）であり、それ自体ですでに完結している。一音として完結し得るその音響の複雑性が、間《ま》という定量化できない力学的に緊張した無音の形而上的持続をうみだしたのである。……その無音の沈黙の間は、実は、複雑な一音と拮抗する無数の音の犇めく間として認識されているのである。(2)》

生きた音はそれ自身の内部から豊かな沈黙を分泌して、それを自らの周囲ににじませる。「裂帛の気合」とはそういうものである。音楽が生きているということは、音楽全体が一つの大きな「間」となってノエシス的な主体性を獲得しているということにほかならない。

講演の場合にも読書の場合にも、「間《ま》」という言い方こそしないものの、これとまったく同じことが言える。話している一言一言のあいだの隙間から、また読書の場合にはいわゆる「行間」から、その文脈全体を背後から支え、それに生きた血を通わせている何かが、間違いなく主体的でノエシス的な働きとしてにじみ出ている。話している主体、活字を追っている主体は、この働きの指示に従わないかぎり一貫した脈絡を見失ってしまう。この「何か」のありかは、やはり「間」と呼んで差し支えないだろう。

直接に世界と出会って音や言葉や文字を作り出し、意識の中へノエマ的表象を送り込んでいる「第一の主体」も、すでに「作られた」ものの背後から働いてその「作る」行為に一定の方向を指示する「第二の主体」も、いずれも意識のノエシス面に位置する主体であるけれども、この二つの関係は決して互いに平等な「二個」のもののあいだの関係ではない。言ってみれば、「第二の主体」は「第一の主体」に対して、に「ノエシスのノエシス」として「メタノエシス」の立場にある。第一の主体が刻々にノエマ的表象を作り出すノエシス的作用の方向を、第二の主体がさらにノエシス的に限定しているのである。この関係は、先に間主体的な「あいだ」が個々の主体内部のノエシス面に対してメタノエシス的原理として働くと書いたのとまったく同一の関係である。そのとき「個別主体のノエシス面と間主体的なメタノエシス的原理が同じ一つの働きの二様態」だと書いたことも、この場合にもそのまま当てはまる。つまり二つの主体が別々に存在するわけではなくて、第二の主体がその一局面として第一の主体を含んでいると言うべきなのである。

だからこの章で問題にしている「主体内部のあいだ」というのは、形の上では第一の主体と第二の主体との「あいだ」ということなのだけれども、それはいわば「間」というメタノエシス的原理そのものと、その一様態である個々の瞬間のノエシス的作用との「あいだ」、「間」それ自身とその一つの差別態との「あいだ」ということになる。そしてこの主体内部で働いている「間」のメタノエシス的原理が、さらに高次の間主体的なメタノエシス的原理によって方向づけられ、それに包まれるということになる。そしてこのようにして一見無限に進行してゆくかに見える包み包まれる関係は、実はたった一つのノエシス的作用、生命一般の根拠に根差した世界との関わりの原理としてのノエシス的作用が示す諸様態であるにすぎない。

このように考えると、本書の冒頭で紹介したヴァイツゼッカーのいう二種類の主体、つまり有機体と世界の出会いの原理としての主体と、有機体の生命の根拠との関わりとしての主体という二種類の主体のあいだの関係も、はっきりしてくる。有機体と世界の出会いはつねに現在の出来事である。それはつねに転機によって消滅の危機に曝されながらそのつど新たに立て直される「不連続の連続」（西田幾多郎）としての、あるいは「時間を橋渡しする現在」（ヴァイツゼッカー）としての現在の瞬間に、世界との関係の最前線に出ている主体である。これがそのつどのノエシス的行為の主体だと言っていい。これに対して有機体が対象化不可能な生命の根拠と絶えず関わり続けている「根拠関係」としての主体は、個々の有機体の行為というよりは、生命あるもののすべてが共有する原理である。これはわれわれが間主体的なメタノエシス的原理と呼んでいるものにほかならない。「根拠関係」としての主体が、「出会いの原理」としての主体を包含し限定している。ゲシュタルトクライスの窮極の根源は生命一般の根拠とのつながりにある。

(1) 西田幾多郎「行為的直観」全集Ⅷ巻、五四八頁、岩波文庫『論理と生命他四篇』三〇八頁。

(2) 武満徹『音、沈黙と測りあえるほどに』新潮社、一九六頁。

八　共通感覚と構想力

有機体はすべて、あらゆる生物に共通の生命一般の根拠とのつながりを保持している。そして世界との行為的・知覚的な関わりは、すべてこのつながりの中でいとなまれている。有機体に出会う世界は刻々変化するから、有機体も絶えず自らの行為面や知覚面を変化させなければこのつながりを維持することができない。この変化は、ヴァイツゼッカーによって主体と名づけられた原理のノエシス的な作用によって行われると考えられるが、このノエシスの働きは、生命の根拠とのつながりを直接に感知する一種の感覚によってつねに一定の方向へ導かれているに違いない。そしてこの感覚は、ノエシス的な作用を誘導する高次のノエシス的原理として、メタノエシス的な性格をおびているに違いない。

人間は視・聴・味・嗅・触のいわゆる五感に代表される個別感覚によって世界と出会っている。いま言った生命の根拠とのつながりを維持するためのメタノエシス的な感覚は、当然これらの個別感覚のいずれか一つではなくて、そのいずれにも共通して作用する、より高次の、あるいはより深い感覚であるはずである。俗語ではこれを「第六感」と呼んでいるが、その科学的な解明はまだまったくなされていない。

しかしこのような「共通感覚」(sensus communis)が実際に存在することは、人間と世界との結びつきについて真剣に考えた多くの研究者によって仮定されている。例えばヴァイツゼッカー[1]はこれを「共通感覚運動性」(Konsensomobilität)として述べているし、西田幾多郎[2]も「行為的直観」との関連でこの概念に触れている。最近では中村雄二郎[3]が哲学的な観点から一連の共通感覚論を発表しているし、精神病理学的な観点からは私自身[4]による着目がある。

この共通感覚について最初のまとまった考察を行ったのは、よく知られているようにアリストテレスだった。彼の「霊魂論《デ・アニマ》」、「睡眠と覚醒について」、「記憶と想起について」、「青年と老年について、生と死について」などの諸論文では、共通感覚についてのまとまった議論が展開されている。ここではそれに詳しく立ち入ることができないので、詳細は成書にゆずって簡単にその概要だけを紹介しておきたい。[5]

アリストテレスは、大体二つの観点から共通感覚というものを考えている。一つは、運動・静止・形・量（大きさ）・数などのようにすべての感覚に共通しているものの感覚という見方である。そして彼はこれらすべての感覚が、結局は「運動の感覚」に還元できるものとみなしている。量も形も運動によって感覚するのだし、静止は運動していないということによって、数は連続の否定によって感覚する（「霊魂論」III、四二五a）。

もう一つの観点は、各個別感覚に対してその感覚を感覚する根源的な感覚という見方である（「睡眠と覚醒について」II、四五五a）。例えば人間が視覚的に見たり聴覚的に聞いたりしているのをさらに知覚している感覚はそれらの個別感覚自身ではありえず、すべての個別感覚に共通の部分によってであろう。そしてこの共通の感覚のおかげでわれわれは異なった二つの個別感覚（例えば「白い」という視覚と「甘い」という味覚）を互いに比較することもできる。

個別感覚によるノエシス的な感覚作用それ自体をノエシス的に知覚する根源的な感覚としての共通感覚、それはわれわれが「メタノエシス的」と名づけた感覚作用以外のなにものでもないだろう。われわれは「ノエシス的」という概念を狭義の理性や知覚だけに限らず、およそ生命活動一般の動的な志向性の意味に用いているが、その意味では共通感覚というのは個々のノエシス的行為を世界へと向かって統一的に方向づける、もっとも基本的なノエシス的作用ということになる。先に挙げた音楽演奏の例では、そのつどの現在における「第一の主体」の演奏行為を絶えず規制している「第二の主体」あるいは「間《ま》」が、また複数の演奏者による合奏の場合には、個々の奏者の演奏に方向を与えている合奏全体の間主体的な「あいだ」が、ここでいう共通感覚として働くと言っていい。

「間」とか「あいだ」といえばなにか一種の拡がりのようなイメージを与えるし、共通「感覚」といえば外からの刺激を受け入れる受動的な感受性のように思われて、「間」や「あいだ」そのものが共通感覚だという言い方には抵抗があるかもしれない。だからここで、「間」や「あいだ」が決して空間的な拡がりではなく、むしろ個人や集団が生命の根拠に支えられて世界と出会う行為的な原理であること、一方では、共通感覚も単なる感覚ではなくて同時に能動的な行為でもあるということを銘記しておく必要がある。

このことから、アリストテレスが共通感覚を「運動の感覚」とみなしている意味もよく理解できる。「運動によって感覚する」知覚は、それ自体能動的な作用でなくてはならない。ある机の大きさを、われわれはそれを見たり触れたりすることにつねに相伴っている運動的・行為的成分によって認知している。この「大きさ」の感覚は視覚で捉えても触覚で捉えても同じことであって、もっぱら「運動の感覚」としての共通感覚にのみ関わっている。

「大きさ」の感覚が視覚からも触覚からも独立した別個の感覚であるということから、これをさらに別の感覚にも転用することが可能になる。例えばわれわれは「大きな音」という言い方をするし、「大人物」とか「大事件」という言い方もする。これらはすべて共通感覚で捉えた動きの知覚としての「大きさ」を、空間的な大小とは無関係な聴覚や観念的判断の領域に転用したものにほかならない。だから、アリストテレスが共通感覚を説明するのに用いた二つの観点、つまり運動・静止・形・量（大きさ）・数などの感覚という観点と、個別感覚を感覚する感覚という観点とは、結局同じ一つの点に帰着する。これを「世界との実践的・行為的な関わりの感覚」と表現しておいてもいいだろう。われわれが音楽演奏の実例で見てきたメタノエシス的原理も、音楽を通じての世界との実践的・行為的な関わりの志向的側面のことであった。

世界との実践的な関わりの感覚である以上、それはそのつどの世界に対する主体の態度の基本的方向でもある。アリストテレスは、共通感覚によって「白い」と「甘い」というような異なった二つの感覚を相互に比較することができると言っている。そのためには、これらを視覚や味覚といった個別感覚から分離して、諸感覚間で自由に転移可能なものにしなくてはならない。われわれの言語はその豊かな比喩的用法によって、そのことが可能であるばかりか、われわれの世界に対する生きた関係の大部分が共通感覚による意味の転移によって支えられていることを証言している。「しらじらしい」、「しらける」、「潔白」、「白い目」などは視覚的な白さと、「甘い情景」、「芸の甘さ」、「甘言」、「甘え」なども味覚における甘さと、それぞれ共通感覚的に同質であるような主体と実践的な態度を言い表した表現である。

世界との実践的な関わりの感覚としての共通感覚が間主体的に見られたときには「あいだ」として作用するということは、共通感覚(sensus communis)から出てきた「常識」(common sense)の意味を考える際に重要な示唆を与えてくれる。

本来「コモン・センス」とは、一般に考えられているような、人びとの「共通の知識」のことではなかった。それはむしろ、ある共同体の構成メンバーが共有する「間主体的世界との実践的な関わり」についての明文化しにくい根本的な「感覚」なのである。「共通の知識」としての「常識」ならば、個人がそれぞれの生得的な知識を身につけた後に、対人関係を円滑にするために後から習い覚える知識のことにもなるだろう。しかし本来のコモン・センスというものはそのような表層的な技術的知識ではない。それはちょうど、合奏のときに個々の奏者が自分の演奏を全体の音楽と「合わせて」ゆくために必要な共通感覚と同じいわば本能的な「感覚」なのであって、一般に言われている「常識」に属するような個々の知識よりもずっと根本的な、生命の根拠それ自身に由来するようなメタノエシス的原理なのである。

共通感覚はこのようにして、それ自体は対象化し言語化することの困難な「生の原理」でありながら、われわれがいろんな出来事を対象化したり言語化したりするときにはいつもそれに影のように伴って、それにさまざまなニュアンスを添えたり、言葉の比喩的使用という形でわれわれの言語生活を豊かなものにしてくれる。このような共通感覚の機能と深く関係しているのが、アリストテレスも「共通感覚の一様態」として考えている想像力ないし構想力（ファンタジア）の問題である（「記憶と想起について」四五〇a——ただし岩波書店の『アリストテレス全集Ⅵ』での「ファンタジア」の訳語は「表象」となっている)。

想像力や構想力の問題については昔から多くの哲学的あるいは心理学的な議論のあることは十分承知しているが、ここではそれに一切立ち入ることができない。ただ、本書でのわれわれの関心から見て見逃すことができない二人の哲学者の思想について、ごく簡単に触れておきたい。

その一人は、一八世紀イタリアの人文主義の思想家ジャンバッティスタ・ヴィーコである。ヴィーコの思想は、その主著『新しい学』の邦訳(6)はあるものの、これまでわが国ではほとんど識られていなかったと言ってもよい。最近になって、中村雄二郎が『共通感覚論』(3)の中で彼の思想を大きく取り上げ、また上村忠男の著書『ヴィーコの懐疑』(7)が出版されて、ようやくその思想の斬新さが広く知られるようになった。

ヴィーコの思想の中では、「共通感覚《センスス・コムニス》」の概念が重要な鍵概念の一つとなっている。そして彼のセンスス・コムニスの概念は、アリストテレスの共通感覚概念と現代のコモン・センスの概念とを結ぶ線上にあって、個人の感覚でありながら間主体的世界との実践的な関係を知覚する能力を意味しており、その意味でもわれわれにとって見逃することのできないものである。

例えば彼は言う。《青年たちにあっては、長じてからの実生活において奇矯で異常な行動に走ることのないよう、できるだけ早期に共通感覚が育成されるべきである》。そしてこの共通感覚は、《知識が真理から、誤謬が虚偽から生まれるように……真らしく見えるものから生まれる》(上村、一三二頁)。この「真らしく見えるもの」に関わる判断は、真偽に関わる批判的な判断技術である「クリティカ」とは別次元の一つの能力によって行われる。この能力ないし技術のことを、ヴィーコは《論拠ないし論法の在り場所の発見にかかわる技術としてのトピカ》(同書一三二頁)と呼ぶ。

「論拠ないし論法の在り場所」というとややわかりにくいかもしれないが、これを知識論や学問論から切り離してもっと一般的に言うと、「或る事柄に実際に関わる場合の要点」とでもいうことになるだろう。たとえば法廷である被告が有罪かどうかが争われている場合、いくつも持ち出される証拠や証言の一つひとつについてその真偽を問うのはクリティカであるけれども、結局そのすべての議論は、この被告が罪を犯しているかどうかの判断に関わるわけであって、この点に関しては多くの場合、絶対的な真偽の判断は及び難い。どの程度「真らしい」かが問われうるのみである。裁判官は多くの材料を互いに比較考量し、想像力を働かせて、被告を有罪とするか無罪とするかの論拠を発見しなければならぬ。これがトピカの仕事なのであって、それを導く感覚が共通感覚なのである。

だからこのような共通感覚は、人が円滑な社会生活をいとなんでゆく上で、枝葉末節の議論に囚われないで大筋のコンセンサスを得てゆくために必要とされるコモン・センスとしての常識でもあるのだけれど、それでもやはり個人に属する一種の感覚能力、直観能力として、先にわれわれが「世界との実践的な関わりについてのメタノエシス的感覚」と解したアリストテレスの共通感覚と同じものでもあると言ってよいだろう。

このような実践の要点を発見するためには、人は普通の知恵のほかに《適当な媒辞(medium)〔異なったもののあいだの共通性〕を見つけ出すことによって相互に離れたところにある異なった諸事物をひとつに結合する能力》であるインゲニウム(ingenium)を必要とする、とヴィーコは言う(前掲書一四〇頁)。この「インゲニウム」も、ヴィーコのいう共通感覚を理解するためには欠かすことのできない鍵概念の一つであって、彼はこれを記憶能力としての「メモリア」および仮構能力としての「ファンタジア」と並んで、トピカに奉仕する知的能力のうちに数えている。われわれがこれまで語ってきた想像力あるいは構想力は、おおむねヴィーコのいうインゲニウムに相当するものだと考えてよい。

構想力の問題に関してもうひとつ触れておきたいのは、カントが『純粋理性批判』で述べている「超越論的構想力」(transzendentale Einbildungskraft)の概念についてハイデッガーが試みている解釈である。(8)

カントのいう超越論的構想力は、純粋直観すなわち感性と、純粋思惟すなわち悟性とを統一するものである。カントは《人間の認識の〔純粋直観と純粋思惟という〕二つの幹》が《恐らく一つの共通の、われわれには未知の根》から生じると言っているが(A一五、B二五)、ハイデッガーはこの「未知の共通の根」こそ超越論的構想力そのものだと考えた上で、それをはっきりと純粋直観(感性)の側に近づけて解釈している。《構想力は受容性と自発性との根源的な統一であって、後から合成された統一ではない。……純粋直観は純粋な自発的受容性としてその本質を超越論的構想力のうちにもつ》(一六八頁)。

感性と悟性を根源的に統一する「未知の共通の根」が、それ自身「自発的受容性」

として感性的な本質をもつというこの構造は、意識のノエシス面が「作ること」と「見ること」との統一である「行為的直観」として、意識のノエマ面を生み出すことによって自己自身をそれから区別する（本書五九頁に引用した西田の言葉では《作られたものが作るものを作る》）と考えるわれわれの見方とぴったり重なりあう。また六三―六四頁に書いたように、意識にノエマ的表象を送り込む「第一の主体」のノエシス的作用を背後から規制する「第二の主体」が、それ自体ノエシス的な本質をもつ「メタノエシス」であるという考えとも一致する。人間が世界を見る感覚は、それ自体のうちに行為のノエシス的自発性を含んでいるからこそ、言語表象というような本質的にノエマ的な記号を操作する悟性的思惟と結びついて世界を認識することができるのである。この結びつきを可能にしているのが、共通感覚としてのファンタジア、つまり構想力にほかならない。

ハイデッガーのカント解釈に含まれる、われわれにとってもう一つ重要な問題は、超越論的構想力と時間との関係である。カントにおいて、純粋直観はそのもっとも基礎的な意味においては時間であった。だから純粋直観の「根」である超越論的構想力は、それ自身が《今‐系列としての時間を発現させるのであり、そして超越論的構想力はそれ故に――この発現させるものとして――根源的時間である》（一九〇頁）。ハイデッガーのいう根源的時間とは、空間化されノエマ化された直線的表象としての時間ではない。それはそういった時間表象を絶えず意識に送り込んでいる時間生成の働き、あるいはノエシス的時間のことである。

われわれは先に（三三頁）、音楽のノエシス面との関連でノエシス的時間について触れておいたが、超越論的構想力そのものが根源的時間であるというハイデッガーの見解は、われわれが今後「あいだ」の時間性を考えてゆく上で大きな示唆を与えてくれる。

（1）ヴァイツゼッカー『ゲシュタルトクライス――知覚と運動の一元論』（木村敏・浜中淑彦訳、みすず書房）四八頁。
（2）西田幾多郎「歴史的形成作用としての芸術的創作」全集X巻、二四四頁。
（3）中村雄二郎『感性の覚醒』、『共通感覚論』、『西田幾多郎』、『西田哲学の脱構築』その他（いずれも岩波書店）。
（4）拙著『自覚の精神病理』（紀伊國屋書店、『木村敏著作集』1巻、弘文堂）、『異常の構造』（講談

社現代新書、著作集6巻)、『分裂病の現象学』(著作集1巻、弘文堂)など。

(5) アリストテレス全集、Ⅵ巻(岩波書店)八四頁、二四五頁その他。なお、アリストテレスの共通感覚論については、中村雄二郎の著作のほか、西谷啓治『アリストテレス論攷』(全集Ⅴ巻、創文社)が詳しく論じている。

(6) ヴィーコ『新しい学』(清水純一・米山喜晟訳、世界の名著、続6、中央公論社)。

(7) 上村忠男『ヴィーコの懐疑』(みすず書房)。

(8) ハイデッガー『カントと形而上学の問題』(木場深定訳、理想社)。なおこの問題については拙著、『自己・あいだ・時間』(弘文堂)一六七—一六九頁をも参照。

九　「あいだ」の時間性

間主体的な「あいだ」のメタノエシス的原理と主体内部のノエシス的作用との関係にしても、個別主体における「間《ま》」のメタノエシス的原理と個々の行為におけるノエシス的作用との関係にしても、メタノエシス的原理とそれ自身の特殊様態としての個々のノエシス的作用とのあいだには、微妙だが決定的に重要な時間的「ずれ」がある。

またしても音楽の例を持ち出すなら、演奏主体が刻々に自分の演奏行為を方向づけるために参照し続けているノエマ面での音楽は、つねにすでに実現された音楽である（ここでは二九―三〇頁に挙げた音楽演奏の三つの契機のうち、第二の契機だけを考えている）。あるいは言いかたを変えれば、主体はつねに自分がノエシス的行為によって作り出したノエマ的対象の側から逆に限定されている。しかし先にも（五九―六〇頁）書いたように、このすでに実現された音楽は決して単なるノエマ的客体として主体を限定するのではなく、実は演奏者の意識の中で「第二の主体」としてノエシス性を獲得し、ノエシスのノエシスという意味で「メタノエシス的原理」として働いている。だからこのメタノエシス的原理は、実際には個々のノエシス的行為が意識のノエマ面に音楽の表象を送り込むことによって、いわば「事後的」に成立するものなのに、そのつどの主体の意識の中では個々のノエシス的行為よりもつねにいくらか「先立って」いる。

これまで述べてきたことからすると、この「メタノエシス的原理」というのはすべての個別感覚を統合する原理としての共通感覚のことであり、言い換えれば、構想力のことである。メタノエシス的原理が構想力であるということは、音楽の演奏を方向づける作用がすでに鳴った音楽からだけではなく、これから演奏しようとしている「楽想」からも働くということ（前述の第三の契機）を考えると理解しやすい。まだ実現されていない音楽を想像力によって表象することなくしては、演奏は不可能なのである。だからメタノエシス的原理が個々のノエシス的行為に「先立って」いるといっても、これは普通の意味での過去とか未来とかいう空間化されたノエマ的時間の順序とはまったく関係がない。

考えてみれば、われわれの主体的・ノエシス的な運動感覚における前後と、客観的・ノエマ的な時間軸上での前後との間には奇妙な矛盾がある。

ニワトリが先か卵が先かというような話のときには、「先」に来るものが時間的に「古い」という意味で時間軸上の「以前」つまり「過去」の側に置かれることにあまり抵抗はないだろう。ニワトリがまず「先」にあってその後に卵が生まれると考える場合にはニワトリが「過去」で卵が「未来」であり、卵がまず「先」にあってその後にニワトリが生まれると考えれば卵が「過去」でニワトリが「未来」だということになる。

ところが、例えばマラソンの競技などをしていて、私が自分の前方を走っている選手に追いつこうとしている場合、私の行動の目標として見ればその選手は間違いなく私の「未来」にあって、私はまだ彼に追いついていないということになる。しかしこれを客観的な第三者（例えばゴールで時計を測っている審判）の視点でみれば、この選手はすでに何十メートルかの行程分だけ私よりも「先に」来ているわけで、その選手が今いる地点に私が到達するまでに時計の針はどれだけか前方へ進む。つまりその選手はすでにその分だけ早く競技を済ますことになり、その後から私がやってくる。その意味ではその選手のほうが私よりも「先に」、その分だけより多く過去に入り込んでいると言える。しかし、マラソンで自分より「先」を走っている走者のほうが自分より過去の側にいるという言いかたはどう考えてもおかしい。

われわれは一般に、時間的に過去のもののほうが未来のものより「先に」あるという言いかたをする。しかしこれはニワトリと卵の場合だとわかりやすいのに、自分自身をマラソンの走者に見立てた場合には非常に不合理な言いかたに見えてくる。実はこれは有名なゼノンの（アキレスと亀の）詭弁と同趣のパラドックスなのであって、ノエマ的に客観化された時間とノエシス的な運動としての時間とを混同することに起因している。つまり、私自身がその事態に関与することなくいわば傍観者として時計を眺めている場合の時間と、私自身の主体的な行為のなかで繰りひろげられる時間とが混同されると、「先に」あるものを過去と見るか未来と見るかをめぐっての不合理が生じてくる。そして事件の時間軸上での配置からいうと過去の方向にあるものが、私自身の主体的な行為のなかでは未来の方向に位置づけられるということになる。

実をいうと、ニワトリと卵の例で「先に」置かれたもののほうが「過去」で「後から」来るもののほうが「未来」だという言いかたも、先程はあまり抵抗がないと書いたけれども、やはりそれなりにおかしい。それは何故かというと、時計を持って事件の経過を観察しているだけの第三者にとっては「未来」とか「過去」とかの概念自身がなじまないからである。純粋なノエマ的時間には未来も過去も存在しない。つまりそこには時間の方向というものがない。そこにあるのはただ、時計の上でノエマ的時間を計測する数値の大小だけである。未来とか過去とかの観念が現実味をもってくるのは、そこに自分の人生を生きている生身の人間がいて、その人間がその生命の根拠とのつながりにおいてノエシス的な活動を行っているときだけに限られる。つまりわれわれは、「これから」実現させてゆく生命活動の向かう方向を未来と呼んで自分の前に置き、現在にその成果が集約されている「これまで」の生命活動の全部を過去に属するものとみなして自分の後ろに置いている。未来は方向であり、過去は蓄積である。時間というものに方向が不可欠だとするならば、生命にとって唯一の時間は未来への前進であって、過去は時間ではない。だからわれわれに先立っているものは、生命的行為者としてのわれわれ自身との関係からいうと、あくまで未来にあるとみなさなくてはならない。

本題に戻ろう。われわれがここで問題にしているのは、主体間の「人と人とのあいだ」が主体の内部にメタノエシス的原理（第二の主体）として「取り込まれ」、それと個々のノエシス的作用（第一の主体）との間に「主体内部的」な「あいだ」が成立して、これが一種時間的な「ずれ」の性格をおびるということであった。このメタノエシス的原理は、個々のノエシス的行為を方向づける共通感覚ないし構想力として、個々のノエシス的行為につねに「先立って」いる。だからこの時間的な「ずれ」はつねに未来へ向かっての「ずれ」だということになる。主体と世界との実践的・行為的な関わりは、未来志向的なメタノエシス的原理としての「間《ま》」を内に含んでいると言ってもいい。

ヴァイツゼッカーは、彼のいうゲシュタルトクライスの基本的性格として「先取り」（Prolepsis）ということを挙げている。(1) 空中に円を描くような腕の運動をするとき、大きな円を描こうとする場合でも小さな円を描こうとする場合でも、それに要する時間はほぼ同一である。つまり腕を動かす線速度は円の大きさに比例する（二二四頁）。この規則を意識的に変えることはできない。ということは、円の大きさには関係なく、円を描こうとする腕の運動は描かれるべき円の大きさをすでに最初から（意識の関与なしに）予想し、しかるべき速度を先取りして運動を始めていたのだということになる。また、楕円や螺旋などを描く場合には曲率の違う個所では曲率ごとに固有の速度が対応していて、速度と図形のどちらの一方も他方と無関係に変更することができない（二二五頁）。馬が歩行の速度を速めようとすると、その歩行形態も（ステップ・トロット・ギャロップ・フルギャロップなどと）必然的に変化する（二三四頁）。《有機体の運動が空間と時間の中で動くのではなく、有機体が時間でもって空間を動かすのである》（二三五頁）。

ヴァイツゼッカーは意図的に意識の関与を排除した実例を持ち出しているけれども、人間の意識も世界とのゲシュタルトクライス的な関わりの一形態にほかならないのだから、意識という行為についてのプロレプシスということも当然言えるはずである。ハイデッガー(2)はわれわれの現存在の根本的なありかたとして「自分自身が存在する（存在しうる）ということに関わっている」ということを言っている。そしてこの関わりかたは「自分自身の存在にそのつど既に先立っている」（Das Dasein ist ihm selbst in seinem Sein je schon vorweg）という仕方だと言う（一九一頁、邦訳二二五頁）。

これはハイデッガーが現存在のもっとも重要な時間性として「自分自身へと到来すること」(auf-sich-Zukommen) という意味での「未来」ないし「将来」(Zukunft) を取り出していること (三二五頁、邦訳三七二頁) とも深く関連しているし、彼が実存の意味を「死への先駆」あるいは「死に関わっていること」(Sein zum Tode) に見ているのも、そこからの当然の帰結だろう。けだし生命ある個体にとって未来とは、ノエマ的時間に展開してやれば死への方向にほかならないのだし、これをノエシス的時間性へと凝縮して生命一般の根拠との関わりとして見た場合でも、この「生命一般の根拠」とは個々の生命物質自体が「生きている」という意味からは「死」としか言いようのないものなのだから。ハイデッガーのいう「死に関わってあること」とは、実はヴァイツゼッカーのいう「根拠関係」としての主体性と別のことではなかったのである。

同じことをいわば逆の方向から見ているのがデリダである。(3) デリダは従来の形而上学を (したがってまたフッサールの現象学をも) 支配していた「直接的現前の特権」に対して鋭い疑義を提出する。世界は「いま」の純粋な現在において単純にわれわれに与えられているのではない。現在の瞬間の中にはすでに「非現在の痕跡」が忍び込んでいて、それが現在を二重化し、現在に隙間を開け、それに「差延」(différance)の性格を与えている、と彼は言う。この「差延」というのは、通常の「差異」(différence)の動詞形「差別する」(différer)がフランス語では同時に「遅らせる」の意味も含むことから、その現在分詞 différant を名詞化するという手順でデリダが作った造語である。デリダ自身は、現在の現前に「遅延」を持ち込む「非現在の痕跡」は変様された現在としての過去や未来ではないと言っている。しかし、ハイデッガーが文脈こそ違え結局は同じ事態に着目して「自分自身に先立つ」という言いかたをしているのと並べてみると、デリダの場合はやはり、意識における現在の行為が過去の筋道を引きずっていて、それが現在に間隙を穿っているという発想がはっきり見てとれる。

デリダが「差延」ということを言いだしたのは、音声言語(パロール)と書字言語(エクリチュール)の関係についてだった。エクリチュールはパロールを二次的に書きつけた派生的な産物であるとする一般の見解とは違って、エクリチュールの特性とされている反復可能性(引用可能性)は実は個々のパロールが成立するための必須条件になっており、だからパロールの「外部」にではなく、むしろパロールそのものの

「根源」に「アルシ・エクリチュール」(原・書字言語)とでも言うべき構造を考えねばならない、とするのがデリダの考えであった。パロールがこのアルシ・エクリチュールを引きずっているという構造が、「差延」と呼ばれ「痕跡」と呼ばれることになったのである。

これをわれわれの合奏音楽のモデルと照合してみると、両者の対応関係は歴然としている。個々の奏者のノエシス的な演奏行為(これがパロールに相当する)が、その結果として意識のノエマ面に全体的な音楽形態を生み出す(これがエクリチュールに相当する)。生み出された音楽形態は次々に過去の領域へ送り込まれるが、これが過去の総体としての「間《ま》」という形で「虚のノエシス面」に廻り込み、間主体的・メタノエシス的原理として主体における個々のノエシス的演奏行為を成立させる根拠となる。これがアルシ・エクリチュールに相当すると考えるなら、個々のノエシス的現在とすでに鳴り終えたノエマ的音楽の「痕跡」としてのメタノエシス的原理との関係はデリダのいうパロールとアルシ・エクリチュールとの関係と同じである。しかも、個々のノエシス的行為を根拠づけているのはすでに鳴り終えた音楽だけではなく、これから演奏される予定の楽想も同じようにメタノエシス的原理として、あるいはアルシ・エクリチュールとして働くのであってみれば、デリダがアルシ・エクリチュールすなわち痕跡について、それが過去と呼ばれるものに関連をもつばかりでなく未来と呼ばれるものにも同様の関連をもち、変様された現在としての過去や未来ではないと言っているのもよく理解できる。

生命一般の根拠に根差した世界との実践的・行為的な関わりとしてのメタノエシス的原理は、このようにして個々の現在におけるノエシス的行為に「先立ち」、あるいはそれを「遅延させ」て、それに未来への方向を与える時間的原理である。この時間的原理は、主体と主体とのあいだの間主体性として個々の主体の主体性を規制しているだけでなく、個々の主体の内部で「間」として、あるいは「自己自身とのあいだ」として、主体性の成立に関与している。主体はすでにそれ自身の内部において、未来への方向という「ずれ」を含んだ二重構造としてしか自己自身ではありえない。そしてこの「ずれ」は、間主体的に共有されている生命一般の根拠との関わり以外のなにものでもない。人間はこの「ずれ」を——共通感覚という形で知覚したり構想力という形で想像したりするという仕方で——意識するか否かにかかわらず、すでに「生きもの」として、生理的に「あいだ」を含み「あいだ」に出で立った存在なのである。

(1) ヴァイツゼッカー『ゲシュタルトクライス』(前掲)。

(2) M. Heidegger : Sein und Zeit. 7. Aufl., Niemeyer, Tübingen 1953. (辻村公一訳『有と時』、世界の大思想 24、河出書房新社)

(3) デリダ『声と現象』(高橋允昭訳、理想社)、『根源の彼方に』(足立和浩訳、現代思潮社)、「ラ・ディフェランス」(高橋允昭訳、『理想』一九八二年十一月号)。なおこの問題に関しては、高橋哲哉の論文「エクリチュールと反復」(『理想』一九八二年十一月号)と小林敏明の著書『ことなり』の現象学』(弘文堂、一一四頁以下)をも参照。小林の著書はこの「ずれ」が日本語で「もの」の対概念として語られる「こと」の実相に他ならないことを明らかにし、さらにこれが「差異」と「生成」の二つの契機を含むことから、これを「ことなり」(異なり=こと成り)として概念化している。

十　アレクシシミアと構想力

一般に行為は身体の活動と、意識は心の活動と関連づけられている。そして身体と心との関係は昔からさまざまな形で問題にされてきた。本書の限られた範囲の中でこの心身問題について立ち入ることは到底不可能である。そこでここでは、従来この問題に関して医学以外ではあまり着目されてこなかった「心身症」についてのいくつかの理論を紹介する形で、身体と心の関係について少し考えておきたい。

心理的あるいは深層心理的に解決困難な問題を抱えていて、それが円滑な社会生活を妨げるとき、一部の人ではそこから神経症の精神症状が発現してくる。不安、強迫観念、恐怖症などがその代表的なものである。しかしなかには同じような困難に直面しながら神経症にはならず、そのかわりに種々の身体症状を出してくる人もいる。これがいわゆる心身症であって、胃潰瘍や十二指腸潰瘍、喘息、高血圧などがよく知られている。

近年、心身症の研究者の中で「アレクシシミア」(alexithymia) という言葉がよく語られるようになった。これは一九七〇年にアメリカの精神科医シフネオス(1)によって提唱された概念で、「ア」は欠如を、「レクシ」は「ことば」を、「シミア」は感情を意味している。だからアレクシシミアというのは、自分の感情を言語化可能な形で知覚する能力の欠如を指している。心理的・深層心理的な葛藤から対処困難な緊張が生じたとき、アレクシシミアの人はこれを意識のレヴェルで適切に言語化して処理することが下手で、非言語的な身体器官のレヴェルに抱え込まなくてはならない。そこからさまざまな身体症状が出現してくるのだと考えるわけである。

これにほぼ相当する事態を指す概念として、フランスの精神医学では「操作的思考」(pensée opératoire) という言葉が語られる。一九六二年にこの概念を提唱したマルティとド・ミュザン(2)の報告によると、これは心身症患者の思考様式が、一般に空想や連想の活動に乏しく、行為を記号化することをせずに、むしろそれをそっくりそのまま模倣するかのように機械的に表象する傾向を特徴とすることを表現した概念である。患者は空想（構想力）を働かせることによって意識の場で問題を解決することができず、そのために心理的な問題を身体レヴェルで症状に転化するということになる。

われわれは先にアリストテレスの共通感覚論に触れて、すべての個別感覚の基礎にあって世界との実践的・行為的関係に方向を与えている「共通感覚」と、言語表象というようなものをそもそも可能にするもとになっている構想力とのあいだの不可分の関係について考えておいた。われわれのノエマ的意識が言語の媒介なしには成立しないということを、ここで改めて語る必要はないだろう。この問題についてわが国では、ソシュールの言語学をさらに大きく展開した丸山圭三郎の一連の仕事がある。(3) アレクシシミアとか操作的思考とか呼ばれる心理構造を持った心身症患者が、空想力の乏しさのために情緒的な問題を言語化することができず、それを身体的な症状の形に転化してしまうという考えは、身体と心との相関関係を考えてゆく上でも大きな示唆を与えてくれる。

この点に着目して独自の心身症理論を形成しているのがドイツの医学者トゥーレ・フォン・ユクスキュルである。彼は有名な生物学者ヤーコプ・フォン・ユクスキュルの子息で、父ヤーコプが生物とその環境との関係について唱えた「機能円環」（Funktionskreis）の概念を心身医学に導入しようとしている。父ヤーコプによると、[4] 有機体は環境全体の中から自分の感覚器官が伝達してくれる面だけを切り出してそれを認知し、また自分の運動器官の及びうる面だけを切り出してそれに対して行動する。こうして切り出された「環界」（Umwelt）の中で認知機能と行動機能は互いに作用しあい、限定しあう。有名な例を引くと、ダニの環界は酪酸のみに対する嗅覚と獲物の皮膚に関する触覚と温覚という三つの感覚の認知対象だけで構成されている。ダニは酪酸の匂いの濃度だけに反応してその発生源である哺乳類の上に落下し、毛のない皮膚を探り当ててその温度を目安にして穴を開けてもぐり込む。認知対象としての酪酸と、行動対象としての酪酸との相互限定だけがダニの内界を形作り、環界とのあいだに円環関係が成立する。これが父ヤーコプの機能円環説の骨子であった。

トゥーレ・フォン・ユクスキュルはこの機能円環説を継承しながら、これを人間にとっての環界である「状況」に適用できるように拡張した。[5] 人間でも生物一般とまったく同様、個体の内面と周囲の世界とは分離不能な全体を形作っている。個体としての人間も、身体と心と対人関係の諸契機から成る全体として捉えなくてはならない。人間個体も生物一般と同様に、自らの欲求や願望に基づいて環境全体から固有の状況を切り取ってくるのだが、その際、認知対象としての状況要因と行為目標としての状況要因との関係は、人間以外の生物の場合のように直接的な生命欲求によって条件づけられるのでなく、両者間に彼のいう「自由な構想力」（freie Phantasie）が挟み込まれている。つまり人間は、彼自身の状況をこの「自由な構想力」の働きによってそのつど「解釈」する余地を与えられている。一般の生物においても、物理的外界を自らの環界として構成するのは一種の構想力の働きによるのだと考えてよい。しかしこの構想力はまだこの生物の生命欲求や本能から十分に分離しておらず、したがって生物の種（例えばダニならダニ）によって画一的に決定されているものと思われる。人間にあってのみ、本能や生命欲求の直接の支配から独立した「自由な構想力」が発達して、これがヒトという種の特徴を形成するだけでなく、一人ひとりの個人にその個性を与えることにもなる、というのがトゥーレ・フォン・ユクスキュルの考えである。[6]

　一般の哺乳類なら生まれたばかりの状態ですでに身につけている環境適応能力を、人間は生後約一年たった頃にはじめて獲得するが（いわゆる「生理的早産」）、その代償として人間には非常に発達した大脳皮質と長い幼児期が与えられている。これが人間特有の言語機能を可能にしたと考えられているのだが、生命欲求から相対的に遊離した仕方で状況を解釈する能力としての「自由な構想力」も、それと同じ事情から人間の対人的・社会的な行動に組み込まれるようになったプログラムである。人間はその環境をつねに問題状況として解釈しようとするが、その際、その解決はまず構想力のうちで験されて、見込みのある解決だけが実行に移される。人間がその現実を構成するプログラムシステムは、まず精神内界で構想力の領域を通過する必要がある。トゥーレ・フォン・ユクスキュルは、父ヤーコプの機能円環説にこの「自由な構想力」の概念を加えた彼自身の学説を「状況円環説」(Situationskreislehre) と呼ぶ。

アレクシシミアや操作的思考を特徴とする心身症患者の場合、この自由な構想力が十分に働かない。その原因としては、遺伝的・体質的な要因も考慮に入れなくてはならないけれども、それにもまして幼児期からの成育状況が重要だとトゥーレ・フォン・ユクスキュルは考える。人間はその長い乳幼児期に母親との共生的な一体感を経験する。やがて認知機能の発達に伴ってこの楽園のような共生期間が終わり、母親を「第三者」として経験しなくてはならないようになる。こうして人間には、皮膚によって覆われた身体の被膜以外に、心理的な意味での現実に対する「第二の被膜」が形成されるが、これが彼のいう「自由な構想力」にほかならない。

幼児期にこの構想力を十分に発達させることのできなかった人は、後に何らかのストレス状況に直面したとき、これを気分や情緒のレヴェルで処理することができない。気分や情緒というものは、共生期からの分離に際して構想力の働きによって、「第二の被膜」の個所で経験されるようになるものだからである。そのような人はこのストレス状況に対して、共生期にも活動していた通りの身体器官のレヴェルで、いわば共生期への「退行」によって対処しようとする。例えば、人間関係で困難に直面した人が、乳幼児での母親への口唇的依存状況に立ち戻って胃液の分泌を増加させると、これが胃や十二指腸の粘膜を破壊してそこに潰瘍を作る。また、自分の能力以上の理想的な評価を要求して、それを満たしてくれない周囲の状況や他人とのあいだに持続的な緊張を持ち続けている人が、これを怒りや怨みというような感情として言語化可能な形で意識することができない場合、そこから心身症としての高血圧が発生してくることになる。

本来心理的な性質の問題が心身症としてさまざまな身体器官の障害へと転化される場合に、これが実際にどのような経路をたどるのか、また何故ほかならぬその器官が症状出現の場として選ばれるのかなどについては、本当のところまだ何ひとつわかっていないと言ってよい。また、アレクシシミアとか操作的思考とかいわれる構想力の欠陥が、はたして心身症患者だけに特異的に認められるものなのか、それとも精神病や神経症の患者にも言えることなのかについても、まだはっきりした答えは出されていない。実際、ある種の精神病や神経症の患者は、現実への対処に際して十分に構想力を働かせることができず、それに伴って相手の言葉に含まれる比喩的な含意を無視してそれを「文字通り」に理解してしまう「具象的傾向《コンクレティズム》」を示したり、多義的な捉え方の可能な抽象的な質問には答えられなかったりすることが多い。このような現象と心身症のアレクシシミアとの関係は、今後の興味深い研究課題となるだろう。

私たちの当面の関心である「あいだ」との関連で興味深いのは、アレクシシミアないし操作的思考を特徴とするような心身症患者の対人関係の持ち方である。マルティとド・ミュザンの論文によると、彼らが操作的思考と呼ぶ思考様式を示す患者たちは、神経症患者と違って、精神療法場面の感情的・情緒的なニュアンスにまったく関心を向けず、したがって医師・患者関係も機械的で無味乾燥なものとなるという。患者たちはものとの関係から一歩退いて距離を取ることができず、自由に空想することが困難である。こういった人たちは、まるで計算表を頼りにしているかのような紋切型の判断しかできない。つまりこういう人たちは、自分についても他人についても、その内面的な世界を外面的なものとしてしか見ようとしないのだということになる。

世界をものの集合として物象化するという意味での操作的思考の概念と、内面の言語化が不得手だという意味を持つアレクシシミアの概念とが、ほとんど同じ概念として心身症患者について語られるということは、「ことば」が「ことの端」として、物象化不可能なことの表層を再現するものであることを、いわば問わず語りに物語っている。この問題については後にもう一度立ち入って考えてみることにしたいが、いずれにしても空想とか構想力とか呼ばれる機能が人間の心と身体との「繋ぎ目」で「第二の被膜」として働いていて、両者の緊密な関係を維持すると同時に両者の境界をはっきり区分してもいるということ、一方またこの同じ空想や構想力の働きが、他人との「あいだ」の感情交流というような現象をも動かしているということ、これはわれわれにとって無視しえない重要な着眼点である。

（1） J. C. Nemiah, P. E. Sifneos : Affect and fantasy in patients with psychosomatic disorders. In :

O. W. Hill (ed.)：Modern trends in psychosomatic medicine, 2, Butterworths, London 1970, pp. 26-34.

（2） P. Marty et M. de M'Uzan：La "pensée opératoire". Revue Française de Psychanalyse, 27 (Supplément)；1963, pp. 345-356.

（3） 丸山圭三郎『ソシュールの思想』（岩波書店）、『ソシュールを読む』（同）ほか。

（4） ヤーコプ・フォン・ユクスキュル『生物から見た世界』（日高敏隆・野田保之訳、思索社）。

（5） Thure von Uexküll (Hrsg.)：Lehrbuch der psychosomatischen Medizin. Urban & Schwarzenberg, München 1979.

（6） 本書の最初にその主体概念を紹介したヴィクトーア・フォン・ヴァイツゼッカーも、当時のドイツ心身医学の名だたる研究者だった。彼が導入した「主体」の概念が、生体と環境との出会いの原理であると同時に、生体が自らの生命の根拠と関わる原理でもあることはすでに述べた通りである。この生命の根拠との（メタノエシス的な）関わりという問題を考えてゆくうちに、われわれは「構想力」という問題にぶつかった。だから、ヴァイツゼッカー同様、心身医学の研究の中から人間とその環境との接点に構想力を想定することになったトゥーレ・フォン・ユクスキュルの考えとヴァイツゼッカーの思想とは、極めて近いところにあると言わなくてはならない。構想力と主体とは、本来同じ一つの原理なのである。ところが、ユクスキュルはヴァイツゼッカーをほとんど引用しない。それは、ヴァイツゼッカーが自らの「ゲシュタルトクライス」の思想を父ヤーコプの「機能円環」（フンクツィオーンスクライス）の概念から着想しておきながら、それをはっきり認めていないという、かなり感情的な原因からであるらしい。

十一　「あいだ」の生理学から対人関係論へ

　われわれがこれまでに見てきたことをもう一度振り返ってみると、大体次のようなことになるだろう。

　われわれは人間である前に、なによりもまず生物である。生物である以上、われわれは生命一般の根拠とのつながりを絶えず維持し続けなくてはならない。しかしこの「生命一般の根拠」は、個々の生命体に宿った生命現象とは違って、対象的に捉えることができない。対象的な「もの」の次元で見るかぎり、それは「無」としてしか見えてこない。われわれが主体として、あるいは自己として生きてゆくということは、この客観化不能な「生命一般の根拠」との関係そのものを生きてゆくということにほかならない。

この「生命一般の根拠」とのつながりを維持し続けるために、生物は不断に変化する外界にそのつど対応して自らの内界を変化させてゆかなくてはならない。有機体と外界との接触面で内界のこの刻々の変化を司っている原理を（ヴァイツゼッカーにならって）「主体」と呼ぶならば、このような主体は——一般に「主体」という概念がわれわれの意識や反省作用を前提として語られているのとはまるで違って——生物が生命一般の根拠との関係を失わないかぎり、意識や反省とは無関係に働き続けている原理だということになる。われわれが「自己」と呼ぶものもこの生物学的主体の延長線上にしか考えられないものであって、自己とは要するにわれわれと世界との「あいだ」に働いている、世界との関わりの原理にほかならないのである。

有機体が世界に向かっていとなむ実践的行為は、すべてその中に知覚的あるいは認知的な作用を含んだノエシス的な働きである。有機体が意識を備えるようになると、このノエシス的な行為が自らの代理者（Repräsentanz）を意識の中に送り込み、そこにノエマ的表象を形成するようになる。われわれが世界について意識しているノエマ的心像は、いわば意識以前のノエシス的行為が意識に残した痕跡だと言ってよい。

ノエシス的行為それ自体は、決して対象的・ノエマ的に意識されえない。本能のレヴェルでの生命行為はほとんど純粋にノエシス的に遂行されていて、われわれはこれをほとんど意識しない。人間以外の生物が自分の行動を意識しているかどうかについては、われわれは何も言うことができないけれども、少なくともわれわれ人間でも、行動のすべてがノエシス的に行われたなら、それを意識的にコントロールすることはもちろん、自分がいま何をやっているかに気づくことすらできないだろう。無我夢中の行動とは、そういった純粋にノエシス的な行動を指している。「経験」という概念を最大限に拡大して、そのような無我夢中の行為すらをも——行為はすべて経験であるから——含めるとすると、それは西田幾多郎の言う「純粋経験」だということになる。

しかし、他の動物でどうなっているのかは皆目わからないとしても、少なくとも人間は、生きている限り、自分が生きているということに対して自覚的に関わっている。ただ単に生きているだけではなく、生きていることを知っており、普通は——というのは、自殺志願者の場合のような例外もあるから——生き続けることを肯定するような方向で生きていることに関わっている。そのために人間には、自らの行為・行動を意識に記録し、それに対して知的な制御を加える機構が備わっている。ノエマ的表象というのは、こうした自己確認と自己制御の目的のために作り出されたものと理解してよいだろう。

だから、人間が実際に遂行する個々のノエシス的行為は、先に音楽の演奏を例にとって説明した通り、すべて意識に投影されたノエマ的表象に導かれて、その統制下にいとなまれることになる。西田が《作られたものは作るものを作るべく作られた》と言うのはその意味であろう。つまり、行為のノエシス面によって「作られた」ノエマ面が、「作るもの」であるノエシス面をさらに「作る」という円環構造を西田は見ているのだと言ってよい。西田が「行為的直観」と名づけるこの円環構造は、ヴァイツゼッカーのいうゲシュタルトクライスの円環構造と同じものを指している。

しかしわれわれは、この「作られた」ノエマ面自体がそのまま「作るもの」としてのノエシス面をさらに「作る」ものであり、ノエマ面自体がノエシス面のノエシス面という意味でのメタノエシス的原理として働くというような、ノエマ面とノエシス面とを分離した二元論的な理解にとどまってはならないだろう。メタノエシス的原理として働くのはむしろ、個々のノエシス的行為がそこから派生して出てくる最も根源的な生命行為としての「生命一般の根拠との関わり」でなくてはならない。つまりそれは、ヴァイツゼッカーが「生命の根拠との関わり」であると同時に「有機体と世界の出会いの原理」でもあるものとして考えた、関係の原理、「あいだ」の原理としての「主体性」以外のなにものでもないのである。言い換えればそれは、ノエシス面とノエマ面とに挟まれた、それ自体ノエシス的な行為としての関係の原理であり、メタノエシスがノエシスを「作る」というのは、西田流に言うと、「自己が自己において自己を作る」ような趣を持った自己産出、自己制御の意味なのだということになる。

だとすると、全体の構造はほぼ次のようになっていると考えてよい。人間は生物として、生命一般の根拠との「あいだ」に絶えず関係を持ち続けている。この関係は世界との「あいだ」の瞬間瞬間のノエシス的・実践的な行為的関係を通して保持されている。この刻々のノエシス的行為は、そのつど意識の中に認知対象として個々のノエマ的表象を送り込む（このことによってノエシス的行為は、元来「ノエシス」の名にふさわしい認知作用、表象作用であったかのような外観を与えられ、「行為的直観」の性格を帯びることになる）。このノエマ的表象は、そのつどのノエシス的行為が全体的な生命一般の根拠とのつながりから外れないようにこれを制御する標識として役立っている。だからこのつながりが個々のノエシスを包む高次のメタノエシスとして作用する際にも、個々のノエマ的表象の複合的な全体、つまり世界表象のようなものが制御の標識の役目を果たすことになる。このことは、先に詳しく見ておいた音楽演奏の実例で考えてみるとよくわかるだろう。

このノエシス的行為面とノエマ的意識面との「あいだ」で、ノエシスがノエマを生み出すそれ自体ノエシス的な働きが、人間でいうと主体的自己の成立する場面だということになるだろう。「自己」はヴァイツゼッカーの意味での主体あるいは主体性の延長線上にある、と先に書いた。しかしヴァイツゼッカーの主体概念が意識を前提とせず、したがってノエマ的表象とは無関係なものであるのと違って、われわれが自分自身について「自己」というとき、この概念はノエマ的意識を抜きにしては考えられない。「無我夢中」の純粋にノエシス的な行動の中でも、ヴァイツゼッカーのいう意味での主体が消えることはありえないけれども、そこに「自己」というような意識は決して成立していない。「無我」と言い「忘我」と言うのも、このことを指している。生命の根拠との関わりであると同時に世界との出会いの原理であるノエシス的な主体が、意識のノエマ面で自らを「自己ならざるもの」としての「他者」から区別し、自らの自己所属性を確保したときに初めて「自己」という概念が成立する。自己の本体はあくまでもノエシス的原理としての主体なのだけれども、この主体が自己であるためには「自己」というノエマ的表象を必要とする、とでも言ったらよいだろうか。

この「自己」というノエマ的表象はどのようにして成立するのだろうか。それが人間特有の言語機能と不可分のものであることは間違いないだろう。ノエマ的表象とは、言語でいうとシニフィアンとなるべきもののことである。ソシュールの言うように言語とはもろもろのシニフィアン相互間の差異の体系に他ならないのであってみれば、「自己」という概念が成立するためにはそれと同時に、「自己」を「非自己」から区別する差異の体系が与えられていなくてはならない。兄という概念が成立しうるのは、それを弟という概念から区別しうるような、つまり日本語がそれであるような差異体系の中においてのみであって、兄も弟もブラザーの一語で言ってしまう西洋の社会では兄の概念はそもそも存在しえないのと同じことである。

兄と弟の概念的な区別が中国や日本のような社会に存在するのは、それなりの——おそらく長幼の序を重んずる倫理に基づいた——必然性があってのことだろう。西洋の社会にこの区別が存在しないことにも、やはりそれだけの理由があるのだろう。だとすれば、それとまったく同じことが「自己」の概念についても言えるはずである。

非自己あるいは他者と区別されるような自己の概念が成立したのは、何らかの必然性に基づいてのことであったに違いない。

人間は、単に生物として生命的環境とのあいだに関係を保ち続けているだけでなく、自分以外の他者たちとのあいだに対人関係を維持し続けなければ個人の生存を全うすることができない。人間以外の生物では、種全体の存続のために個々の個体の生命が犠牲にされることが稀ではないし、そもそも個体のレヴェルでの生存ということがその個体自身にとって意味を持ちうるのかどうかすら疑問であるけれども、人間では——少なくとも個の意識が明確に形成された近代の人間では——個としての自己の生存がすべてに優先して志向される（これは順序を逆にして、自己の生存が優先的に志向されるようになったときに個の意識が明確に形成されたのだ、と言っても同じことである。ここにもやはり、ノエシス的志向とノエマ的意識との間の円環関係が見られる）。

自己形成以前の幼児が置かれている母子の共生状態から、ラカンのいう「鏡像段階」を経てエディプス期での主体自己の成立へという一連の過程は、そのままこれを言語的概念形成の歴史とみなしてよい。ラカンでいうと、象徴界の形成の歴史である。

ここで「父の名」に導かれて現実の「想像的」他者のいわば背後に現れる「大文字の他者」が何者であるのかは、ラカン理論の根幹に関わる問題であるにもかかわらず、いまひとつ分明ではない。恐らくそれは、人間が生命的環境以外に個々の他者あるいは集団的他者という社会的環境に直面することになり、「ほかならぬ自己」という形での個別行動がほとんど生命的ともいえるほどの不可避性をもって要請されるようになった段階で、言い換えれば、個としての自己の生存が種の一員としての主体の維持よりも優先して志向されるようになった段階で、主体自己が新たに関わらざるをえなくなった、それまでとは別種の「対象世界」あるいは別種の（社会的生存の根拠という意味での）「生命の根拠」を名づけたものと考えてもよいだろう。これを社会的な対象世界と考えれば、それは現実に出会ってくる個々の他者の背後に広がる非自己性ないし他者性のようなものとして理解できるだろうし、一方これを社会的生存の根拠と見た場合には、これはヴァイツゼッカーが生物一般にとっての生命の根拠について書いているのと同様、それについての一切の対象的認識は不可能だということになるだろう。

いずれにしても人間は、他者との社会的関係の中で自らの生存を確保しなければならなくなった段階において、この新しい現実とのノエシス的な関わりそのものを主体自己として生きることになる。一方に主体自己があり、他方に「大文字の他者」があって、両者の関係が問題となるというのではない。私と「大文字の他者」とのあいだのノエシス的な関わりが、私の主体自己なのである。われわれが普通に「自己」と呼んでいるノエマ的表象は、このノエシス的な「あいだ」が意識に映し出された代理者であるにすぎない。

十二　我と汝の「あいだ」

自己と他者との「あいだ」(Zwischen)、我と汝の「関係」を、双方が互いに出会ってから初めて成立するコミュニケーションの交換としてでなく、そのようなコミュニケーションの可能性をそもそも基礎づけている領域として、つまり人間が人間として存在するという事実とともに最初から根源的に開かれている領域として思索の中心に置いたのは、マルティン・ブーバーを始めとする対話哲学の人たちであった。例えばブーバーは、『人間の問題』(邦訳『人間とは何か』)の最終章で次のように書いている。(1)

《人間的実存の基本的事実は、それ自体における単独者でも、それ自体における全体社会でもない。……何ものにもまさって、人間世界の固有性を特徴づけているのは、実在者と実在者との間に、自然の中には類例が見出されないような、或事実が生じているということである。言語はこの事実の表徴であり、媒体であるにすぎない。一切の精神的作品はこの事実によって現実の中へよび出された。この事実によってはじめて、人間は人間となる。……人間としての人間の実存と共に措定され、しかも、概念的にはいまだ把握されていないこの領域を、私は「間」の領域と名づける。この領域こそ、たとえ、その実現される度合は千差万別であるにしても、人間的現実の原―範疇である。》（一七四頁）

《もし、何事かが私に対して生ずるならば、それは、正確に世界と魂とに、「外的」現象と「内的」印象とに分割されうる事象である。しかしながら、私と或他人とが（強引ではあるが、殆ど言い換えのきかない表現をつかえば）相互に生じあうとき、この計算は二では割りきれない。魂がすでに終わり、世界がなお始まらぬどころか或地点に剰余がのこる。そして、この剰余こそが本質的要素なのである。……主観性の彼方、客観性の此方、我と汝とが出会う狭い尾根の上に、間の国は存在するのである。》（一七六頁）

主観と客観、自己と他者、内部と外部などの明確な対立や自我の個別性を自明の前提としている西洋の哲学思想の中で、このような対立の手前で我と汝が「相互に生じあう」出会いの場としての「あいだ」の領域に着目し、この領域こそが「人間的現実の原—範疇」として一次的なのだと考えたブーバーの思想は、もちろんわれわれにとっても重要である。しかしこのようなブーバーの思想の背後にある宗教意識、特にハシディズムの宗教体験に裏づけられた「永遠の汝としての神との出会い」という強力なモデル、あるいはモデルにのっとった価値意識は、本書でのわれわれの考察の範囲をはるかに超える。宗教体験がモデルになると、えてして「問答無用」風の、論理化を拒否する断定的な姿勢に陥りやすい。われわれとしては、一足跳びにそのような宗教的な境地に舞い上がる前に、もっと経験的なレヴェルで考えておかなくてはならないことがたくさんあるだろうと思う。

「あいだ」の領域が、神の似姿としての人間的他者との出会いの場所として、それ自体どこか宗教的な意味合いを帯びていることは確かだし、宗教体験やそれをモデルにした人倫関係を論じようとする場合、「あいだ」の事実を無視すれば一切が机上の空論になってしまうことは間違いない。しかしわれわれが問いたいのは、何故そうなのか、「あいだ」が至高の神との出会いの場所でもありうるのはどうしてなのか、そしてそのためには、それはどのような構造を持っているべきなのか、などの諸問題である。

ユダヤ・キリスト教的な一神教の場合とは違って、禅仏教では「仏道をならうというは自己をならうなり」と言う。「己事究明」が窮極の目標となる。そこには出会うべき絶対者はいない。「仏に遭うては仏を殺し、祖に遭うては祖を殺す」ことが要請される。己事究明にとって障碍となる他者は、たとえ仏たりとも殺さねばならぬ。だが一方、「自己をならうというは自己をわするるなり。自己をわするるというは、万法に証せらるるなり」とも言う。この自己忘却としての自己習得が、万法（森羅万象）からの照明を受けて――西田幾多郎は「物来って我を照らす」と言う――はじめて達成できるとするならば、そこにもやはり自己と万法との「あいだ」の場所が働いていなければならぬ。自己とは私と世界とのあいだに働いている世界との関わりの原理にほかならないという、前章でも述べたわれわれの主張を思い起こしてほしい。ブーバーが他者との、汝との関係として書いた「あいだ」は、実は自己と世界との「あいだ」、自己とその存在の根源との「あいだ」として、ヴァイツゼッカーのいう「主体」

のことではないのか。そしてもし、自己が「あいだ」の原理そのものであるのなら、それはなにも特別な宗教体験に限らず、日常茶飯事に見出されることがらではないのか。

ブーバーはその主著『我と汝』の冒頭に次のようなことを書いている[2]。人間が世界に対してとる態度は、人間が語りうる根元語が二つであることに応じて二重である。根元語のうちのひとつは我―汝であり、もうひとつは我―それである。《我それ自体というものは存在しない。存在するのはただ根元語・我―汝における我と、根元語・我―それにおける我だけである。》人間は、それを対象物として知覚し、想像し、欲求し、感情の対象とし、思考する。《しかし汝を語るとき人間は、何かを対象物として有したりはしていない。》彼はただ関係のなかに立つのみである（五―八頁）。

しかし、我―汝の関係と我―それの関係は、ブーバーの言うほど截然と分離しているのだろうか。むしろ、すべての「汝」は同時にいくらか「それ」であり、すべての「それ」は同時にいくらか「汝」でもある、というのがもっと本当らしくはないだろうか。だからわれわれは「汝」についても、これを純粋な「それ」としてではないにしても、やはり何かとして知覚し、感覚し、想像し、欲求し、感情の対象とし、思考することができるのではないか。むしろブーバーが強調している「あいだ」の領域こそ、「汝」にいくらか「それ」性を与え「それ」にいくらか「汝」性を与えることによって、人間と世界との出会いを可能にし、人間が「関係のなかに立つ」ことを可能にするものではないのだろうか。ブーバーが言う「二つの根元語」とは、むしろ、「あいだ」の構造が意識のレヴェルにまで顕現した産物ではないのか。「根元語」がそこから派生してくる「根元」の、さらにその「根元」にこそ、われわれは言語以前、意識以前の「あいだ」の構造を見て取らなくてはならないのではなかろうか。

もちろんブーバーも、私が人間以外のもの――例えば一本の樹――に対しても、「それ」ではない「汝」としての態度をとることができることを述べている。つまり、それを対象として知覚したり認識したりするだけでなく、それとわれわれ自身との「あいだ」を直接に生き、それとの《関係のなかへ引き入れられることも起こりうる》(前掲書一一―一二頁)。しかしこの場合には、私はもはやその「もの」を「それ」として経験することができない、私は「汝」との関係のなかに立つことができるだけで、「汝」を経験することはないのだ、とブーバーは言う(一七頁)。

ブーバーはここで「経験」(Erfahrung)の語を《事物の性質・状態に関する知識》

という限定された意味で用いているけれども、われわれはあえて「汝」に関わる「経験」について考えてみたいと思う。ブーバーの言っているような意味での対象的な経験を得るためには、私はまずその対象に対して何らかの関係を持たねばならぬ。事物に対してであれ、「汝」に対してであれ、何かに対して私が何らかの関係を持つというのは、私が生きていることの一局面であり、ノエシス的・実践的な行為である。ノエシス的行為がそれ自体、メタノエシス的な感覚に伴われているということは、これまで何回か書いてきた。アリストテレスはこのメタノエシス的感覚を「共通感覚」と名づけたのである。何かに対して関係を持つということそれ自体が、その何かを共通感覚的に経験するということでもあるのだ。ブーバーが言っている狭い意味での「経験」とは、このノエシス的な経験が意識のスクリーンに自らを映し出したノエマ的表象についての対象的な経験を指しているけれども、これは人間の経験一般からいうとごく表面的で派生的な経験様態にすぎない。われわれの日常的な経験の豊かさと奥深さは、それがつねに同時に生命的行為でもあって、メタノエシス的な共通感覚あるいは構想力によって伴われていることに由来している。

経験の意味をこのようにノエシス的・行為的に用いるなら、ブーバーのいう「それ」だけではなく、「汝」もやはり立派に経験できることになる。というよりもむしろ、「汝」と「それ」とはノエシス的経験の次元ではまだ全然区別しえない。「汝」と「それ」とが分かれるのは、このノエシス的経験が意識面にノエマ的表象を映し出す段階でのことである。簡単に言ってしまえば、人物なり事物なりを相手にした私のノエシス的な関わりについてのメタノエシス的な共通感覚が、私の意識野の中で前景に立って、それに伴って成立しているノエマ的表象の方にあまり注意が向かない場合には、私はそれを「汝」として経験することになるのだろうし、逆にそこに成立するノエマ的表象の方が私の注意の焦点に置かれて、ノエシス的行為は私と対象との距離としてしか意識されない場合には、私は対象を「それ」として経験することになるのだろう。

だから、私が「汝」を相手にしているか「それ」を相手にしているかの違いは、私と世界との一般的な関係の中で、ノエシス的な契機とノエマ的な契機との重点配分がどうなっているかの違いとして記述できるのではないかと思われる。もちろん言うまでもないことだが、通常の精神状態では「ノエシス量」と「ノエマ量」といったようなものが勝手に変化して、目の前の存在を「汝」にしたり「それ」にしたりする訳ではない。(3) 相手が人間以外の事物であっても、それが私にとって「汝」となることができるのは、その事物が私自身の歴史に深く根を下ろしていて、その事物と関わることがそのまま私自身の生命の根拠と関わることになるような場合だろう。そういう場合には、当然ながら私の主体的自己が、ということは、私の意識のノエシス的行為の面が活発な活動を始める。幼年時代の数々の思い出を刻み込んだ勉強机、生まれ育った家の庭に生えている一本の樹、そういったものがノエシス面を賦活して、私にとっての「汝」として経験される。逆に相手が人間であっても、私の内面の歴史とまるで触れ合わない人物の場合には、私はその人との——それなりに生じてはいるはずの——ノエシス的な関係を手早く意識のスクリーンに送り込んで、その人をノエマ的な対象として見てしまうことになるのだろう。

ブーバーの「汝」ないし「あいだ」の概念が、宗教体験をモデルにしていることから来るもうひとつの問題点は、もしそれがブーバーの言うように「人間的実存の基本事実」であり、「人間世界の固有性を特徴づけている」ものであるならば、それは必ずしもブーバーの書いているような崇高で美わしい、われわれの心を浄化してくれるようなものとは限らないのではないかという点である。むしろ多くの場合、人間的実存の場においては、自分と他人との関係はもっと冷酷な様相を帯びてくるのではないか。個々の人間にとって他人とは、さしあたってはまず、喰うか喰われるかの生存競争の相手として、あるいは自己の無制約な快楽欲求を制限するものとして、恐るべきもの、打ち勝たねばならぬものではないのだろうか。他人とのあいだに協調的な友好関係を結んで共同体のようなものを作り出すのは、むしろこの恐怖から二次的に派生した自己防衛の方策であるのかもしれないのである。

人と人との「あいだ」は、親しい「汝」との出会いの関係の中だけでなく、このような敵との対決の関係においても、主体自己の確立の場として見て取らなくてはならないだろう。ヴァイツゼッカーのいう「ゲシュタルトクライス」の考えを社会的対人的関係の場面に置き換えてみると、人間は他者たちによって構成されている対人環境との出会いの原理である自らの主体を、時々刻々の危機的転機（Krise）を乗り越えながら維持し続けなくてはならないのである。そのようなクリーゼを作り出す他者とは、ブーバーの言うような「汝」であるよりも前に、まずもって主体自己の安定を脅かすような「恐るべき他者」であるに違いない。しかしこの問題は、そのような他者による主体自己の簒奪が実際に大きな問題になっている分裂病的事態を考えるときに、改めて取り上げてみることにしたい。

(1) ブーバー『人間とは何か』(児島洋訳、理想社)。なお、ブーバーの「あいだの存在論」については、稲村秀一の優れた研究書『ブーバーの人間学』(教文館)を参照してほしい。

(2) ブーバー著作集I『対話的原理1』(田口義弘訳、みすず書房)。

(3) しかし例えばアルコールやLSDその他の「幻覚発生剤」の作用は、言ってみれば意識の「ノエシス量」を増加させて、出会うものすべてが「汝」的に見えるようにするということにあるのかもしれない。私は精神科医になりたてのころ、LSD実験精神病の研究に参加して、何回かLSD-25を服んだり注射されたりした経験がある。その時に圧倒的な知覚界の変化として生じたのは、音楽がさまざまな色や形として視覚的に「見えて」くるという「共感覚」の体験であり、周囲のありとあらゆるものが親しく懐かしく、私の心のすぐ近くに感じられるというメルヘン的な世界だった。

ただし、この実に楽しい体験には苦々しい後日談がある。私はこの実験に携わる前から、実験の数日後に行われるブダペスト弦楽四重奏団の演奏会の切符を買っていた。一流の外国人演奏家の音楽会などは、まだ非常に珍しいことだった当時のことである。ところが、その素晴らしいはずの演奏を聞いていても私には何の感興も湧いてこなかった。始めから終わりまでしらけきった気持ちで、私はただ物理的な音だけを追っていた。これは紛うかたない離人症の症状であるけれども、今の話との関連で言えば、LSDによって手持ちの「ノエシス量」の底をはたいて使い切ってしまった私の意識には、折角の名演奏を聞いたときに「ノエマ量」しか残っていなかった、とでも言えるだろうか。

十三　もしもわたしがそこにいるならば

「汝」は私の歴史に深く根を下ろしている、と前章に書いた。しかしわれわれは、初めて見る事物に対してすら、深い親近感を込めて「汝」と呼び掛けることもあるだろう。ことに、そこに人の気配、人びとの生活のにおいがしみこんでいる場合にはなおさらのことである。

たとえば、見知らぬ土地を旅行しているときなど、ふと一本の道にこころひかれた経験をひとは持ったことがないだろうか。畑のなかを真っ直ぐに延びて、かなたの山の端に消えてゆく道でもいい。古い中世の町並みを縫って、曲がりくねっている道でもいい。私が生まれてからこのかた、ただの一度も歩いたことのないその道に、私は説明のしようのない不思議な懐かしさを感じることがある。

そのときに私の視野に広がっている風景の全体が懐かしいというのではない。精神医学でよく問題になる「既視感」とはまるで違って、その道がこれまで見たこともない道だということも、やはり実感として十分にわかっている。それなのに不思議とその一本の道だけが、周囲の光景とはまるで異質な、言ってみれば一種の心理的な身近さのような性質を帯びて、私のこころのなかで特別な存在になって浮かび上がる。ほかのひとの場合はどうか知らないが、私自身はそういったとき、その道をだれかが、それもそのひとの生活の一部として歩いている情景を空想しているようである。そのひとは私自身ではないのに、私はそれがまるで私自身の人生のひとこまであるかのような生活の実感を抱くということになる。それが初めて見る道だということは十分承知しているのに、なおかつ私のこころを捉えて離さないこの「懐かしさ」の正体は何だろう。

あるいはまた、目の前に何軒か並んでいる家々のうちの一軒になにげなく目を止める。なんの変わったところもないありふれた民家である。玄関先に並べられた鉢植えの花、その横に無造作に駐車してあるスクーター、軒先の洗濯物、窓ごしに見える壁に貼られた人気タレントのポスター……。ここでもまた、私のこころはふっと空想の世界に迷い込む。その途端、それまで私にとって外界の単なる客体にすぎなかったその家が、私の内面で、急にある種の奥行きと実体感を帯びてくる。なにか私自身の一番底の部分に触れるような、ある種の親密さの感じが漂うのである。

その見も知らぬ家には確実に何人かの人たちが生活している。その生活と私の生活とのあいだには、恐らくどこをどう探しても関係は出てこないだろう。私にとってまったく未知の人びとの、想像もつかないはずの生活。だのに私は、まるで私自身の一部が私から流れ出して、その家の空間の内部で、その家の人として、生活を送っているかのような錯覚にとらわれる。

そういう体験を何回かした後に、私は私なりに一つの答えを見つけた。それは、その道や家を見ているあいだに、それらがふと私の「歴史」の中に組み込まれてしまったのだ、という答えである。あるいは、私が私の「歴史」を投げ入れたのだ、と言うこともできるだろう。それを見るという行為が、見られているものの側に、あるいは私とそういったものとのあいだに、私自身の歴史のひとこまを見てしまったのである。

無論、これまで歩いたことのない道だし、入ったことのない家なのだから、客観的な史実という意味での私の歴史にそれが組み入れられるはずはない。しかし、何らかの歴史が与えられていないところに「懐かしさ」や「親密さ」の感情が起こるはずもないだろう。そしてこの歴史は、私がその道なり家なりを初めて見たその瞬間に、私とそれらとのあいだに、不意に生まれてしまった内面の歴史であるに違いない。科学的な合理性の立場から見ればこれは言うまでもなく錯覚であり、空想の生み出したものである。しかしこの錯覚、この空想が、われわれの経験の真実を構成しているとすればどうなるのか。もしこの錯覚を科学的「真理」に合わせて矯正してやることによって、われわれの人生から少なくとも一部の真実が失われてしまうとすれば、科学と人生との関係はどうなるのだろうか。

私がいま「歴史の投げ入れ」ということばで表現した出来事は、相手が人間である場合には、フッサール[1]が他者経験の中心においた「自己移入」あるいは「思い入れ」(Einfühlung)のことだと言ってもよい。フッサールによれば、私が他者を「他我」(alter ego)すなわち「別の私」として経験するためには——そして二人のあいだに「間主観性」(Intersubjektivität)が成立するためには——、私はまず、私の目の前の「そこ」に現れている「物体」としての他者を、私固有の領域である「ここ」に見出される私の「身体」と類比することによって、同じく「身体」として把握しなくてはならない。この重ね合わせによって意味の移動が可能になる。《いいかえれば、その物体のそのような現われ方は、もしもわたしがそこにいるならば、おそらくわたしの身体がとるであろう現われ方を思い起こさせるのである》（三〇七頁）。《それにつづいて当然、より高次の心の領域に属する一定の内容の自己移入が起こる。心の領域に属する一定の内容もまた、身体において、あるいは外界における身体の振舞いによって、たとえば、怒りや喜びなどをあらわす外的振舞いによって示唆される》（三一〇頁）。

実はこのフッサールの他我経験理論は、他者の主体性、私の主体自己を一瞬一瞬脅かす否定的契機としての他者の他者性をまったく考慮していないことで、非常に評判が悪い。他者は絶対に「別の私」、「もう一人の私」には収まりきらないものなのである。

しかしこのことは改めて考えてみることにして、ここでは右の引用にも出てくる「もしもわたしがそこにいる〔とする〕ならば」(wie wenn ich dort wäre) という接続法の言い回しに注目してみよう。というのは、フッサールの跡を継いで間主観性の現象学を研究しているクラウス・ヘルトという哲学者が、この言い回しについて興味深い考察を行っているからである。(2)

ヘルトは、この言い回しには二重の意味が含まれているという。つまり、私自身の熟知した身体から「そこ」にある物体への意味の移動は、二つの根本的に異なった働きが合成されたものである。まず、私の身体が実際には「ここ」にあることを知りながら、架空のこととして「そこ」にあるかのように表象する働き、あるいは「そこ」があたかも「ここ」であるかのように表象する働き。つまり、正確には「まるでわたしがそこにいるかのように」(als ob ich dort wäre) と言うべき事態。これは厳密には「そこ」の措定ではなく、「擬措定」である。

次に、実際には私はいま「ここ」にいる、しかしさっきまで「そこ」にいた、あるいはこれから「そこ」へ行くだろう、という表象。これは普通、「わたしがそこにいたら」(wenn ich dort wäre) という言い回しで書かれるが、この場合の接続法 wäre は、単に可能性を述べているだけで、架空のことではない。これは普通の時間的な過去あるいは未来についての措定である。フッサールの書いている「もしもわたしがそこにいるとするならば」(wie wenn ich dort wäre) のうちには仮構と可能、擬措定と措定がごちゃまぜになっている (三四頁以下)。

ヘルトのこの指摘は元来フッサールの言表に対する批判として書かれたものだが、

われわれにとってはそれはそれとして興味深い。さきに道の例や家の例で書いた経験の中にも、これと同じ二重の経験様態が含まれているからである。

私は「ここ」にいて、「そこ」（あるいは日本語ではむしろ「あそこ」）にある道や家を見ている。私のいる「ここ」は、かたときも私のもとを離れることのない、他のどの場所からも絶対的に区別された、交換不可能な、その意味で特権的な「ここ」である。それに対して「そこ」や「あそこ」は元来、どの点でも任意に選べるような、交換可能な、相対的な場所である。

私は、私の見ている道や家のある場所に実際に立とうとすれば、そこへ歩いて行けばよい。そのときには、いままで「あそこ」だった場所が、「ここ」に変わるだけである。そう考えれば、私の「ここ」もその絶対的な交換不可能性を失う。いつでも「あそこ」と取り替えうる相対的な「ここ」になる。「わたしがそこにいたら」という言い回しの背後には、「ここ」の相対性ということが含まれている。これは、私の部屋の壁の向こう側にもう一つ部屋があることを――フッサールが「間接呈示」（Appräsentation）と呼ぶ作用によって――私が知っているのと同じことである。そこでは「汝」との出会いも、「歴史の投げ入れ」も生じない。「ここ」と「そこ」との「あいだ」は、単なる空間的な隔たりにすぎない。

これに対して、私がその道なり家なりに特別の親近感を覚えてそこで空想をふくらませている場合、それは言ってみれば「あそこ」が——わざわざそこへ足を運ばなくても——架空の「ここ」に、それも交換不可能で絶対的な「ここ」になっている、という感じである。元来「ここ」にしか属さないはずの絶対性が「あそこ」に乗り移ったという感じである。しかもその一方で、私は「あそこ」が「あそこ」であって「ここ」ではないということを十分に承知している。「あそこ」が私の実際の歴史に所属していないこと、未知の場所であること、その道を普段歩いている人たちやその家に住んでいる人たちが私にとってまったくの他人であることは、厳然とした事実として動かしようがない。それなのに私は、「まるでわたしがそこにいるように」感じてしまう。その瞬間に「あそこ」が「汝」性を帯びる。不思議な「懐かしさ」が生まれる。私の歴史がそこへかぶせられる。「ここ」と「あそこ」との「あいだ」が、空間的な隔たりではなく、むしろ逆に両者を結びつけ、両者を互いに互いの内部に移し入れるような、能動的で行為的な性格を持ってくる。

要するにブーバーが「それ」と呼んだものの在りかは、相対的な「そこ」である。

これに対してブーバーのいう「汝」の在りかは、架空の絶対的な「ここ」であり、想像上の絶対性を与えられた「そこ」である。

前者は「間接呈示」によって構成されたノエマとしての「そこ」であり、これと相対的に対応する私の居場所としての「ここ」もノエマ的な「ここ」である。これに対して、後者の「ここ」と「そこ」はノエマではない。それはむしろ、ノエシス作用そのものである。私のいまいる「ここ」が交換不可能な絶対性を持っているのは、それが私の経験全体の発生する場所だからであり、ノエシス作用の生じている場所だからである。私が一回きりの生を生きている場所だから、と言ってもよい。私は「ここ」の場所で、生命行為として世界の経験をいとなんでいる。この生命行為の絶対的な一回性が、ノエマ化されることなく、そっくりそのまま「そこ」へ移る。その途端に「そこ」が絶対性を帯びる。

もう一度、ヴァイツゼッカーの主体概念のことを思い出しておこう。「ここ」が絶対性を帯びているのは、それが主体の場所だからである。主体がその一回きりの生命を生きながら、生命の根拠との関わりを保っている場所だからである。しかもその主体は、ここで言えば「ここ」と「そこ」との出会いの原理である。主体の絶対性は、この出会いの原理の絶対性である。ということはつまり、「ここ」と「そこ」との「あいだ」の絶対性である。「そこ」が「ここ」固有の絶対性を分有することになるのは、「ここ」がもともと「あいだ」だったからにほかならない。生命の根拠との関わりの場所が、世界との出会いの場所だからにほかならない。

「汝」の他者としての絶対性ということを強調したのは、西田幾多郎である。西田は言う。《私に対して汝と考えられるものは絶対の他と考えられるものでなければならない。物はなお我に於てあると考えることもできるが、汝は絶対に私から独立するもの、私の外にあるものでなければならない[3]》（三四二頁）。しかしこの「絶対の他」は私自身の自己と別のものではない。《自己が自己において自己を見ると考えられる時、自己が自己において絶対の他を見ると考えられるとともに、その絶対の他は即ち自己であるということを意味していなければならない》（三一二頁）。《自己が自己の中に絶対の他を認めることによって無媒介的に他に移り行くと考える代りに、かかる過程は絶対の他の中に私を見、他が他自身を限定することが私が私自身を限定することであると考えることができる。私が内的に他に移り行くということは逆に他が内的に私に入って来るという意味をもっていなければならない。……私と汝とは各自の底に絶対の他を認め、互に絶対の他に移り行くが故に、私と汝とは絶対の他なるとともに内的に相移り行くということができる》（三一七、三一八頁）。

この「絶対の他」については、次章でもう一度立ち入って考えることにしよう。ここでの文脈だけに限って言っておくと、これはわれわれがいま絶対性を帯びた「あいだ」として述べたもの、あるいは「間接呈示」のノエシス作用そのものだと言った「歴史の投げ入れ」が行われている場所に非常に近い。「絶対の他」という「もの」があるのではない。そうとしか言えない一種の作用が働いているだけなのだ。「あいだ」の場所といっても、なにか空間的な場所のことではない。そうとしか言えない一種の働きがあるだけなのだ。この作用、この働きは、生命活動一般と直結している。

（1）フッサール『デカルト的省察』（船橋弘訳、世界の名著51、中央公論社）。

（2）K. Held: Das Problem der Intersubjektivität und die Idee einer phänomenologischen Transzendentalphilosophie. In: U. Claesges, K. Held (Hrsg.): Perspektiven transzendental-phänomenologischer Forschung. Phaenomenologica 49, Martinus Nijhoff, Den Haag 1972.

（3）西田幾多郎「私と汝」（全集第VI巻、岩波文庫『場所・私と汝他六篇・西田幾多郎哲学論集I』

に収録。引用頁数は文庫版による)。

十四　絶対的他者の未知性

私はいまはじめて出会う人物や事物にも私自身の内面の歴史を投げ込んで、そこに「あいだ」の場所を開き、それを「汝」として経験することができる。「あいだ」や「汝」の本質はその歴史性にあると言ってよい。

一定の時間の経過を前提とする普通の意味の歴史と、現在の一瞬に作り上げられる内面の歴史、この二つの歴史はどう違うのか。

西田幾多郎は、歴史ということを《永遠の今の自己限定》あるいは《現在が現在自身を限定すること》から考えた。(1)《永遠の今が自己自身を限定するということは、現在が現在自身を限定するということである。現在が現在自身を限定するということは、現在が過去未来を含むのみならず、過去未来が現在に同時存在であるということである。かかる現在が歴史的現在と考えられるものである》（九〇頁）、《歴史的現在においては、云わば時と時とが対立するのである、連続と連続とが対立するのである、何処までも自己によって他を媒介し、他を否定することによって自己自身に連続的な個物的世界と世界とが対立するのである。かかる非連続の連続として、歴史的現在というものがあるのである》（九三頁）と彼は言う。

西田がここで「歴史的現在」と言っているものは、もちろんわれわれがどこでもいつでも日常的に経験している時間の構造のことなのであって、右に述べたような一種特別な体験に限られるわけではない。しかし、ブーバーの意味での「それ」を対象的に認識しているときのわれわれの日常的意識においては、このような歴史性はほぼ完全に隠蔽され、忘却されている。わざわざ掘り起こさなければ見えてこない。フッサールが現象学の方法としているような「自然な経験の判断停止」を行ってやらなければ、日常性に埋没している歴史性は取り出せない。

これに対して前章で述べたような「汝」体験では、西田の意味での歴史性がほとんど判断停止が不必要なほど表に出ている。「それ」と本質的に区別されるものとしての「汝」とは、本質的に歴史的存在なのであり、歴史的現在において成立するものなのである。

西田が「私と汝」[2]ということを考えたのは、私が昨日なにを考えたかはすぐ思い出すことが出来て、昨日の私と今日の私は直接に結合しているようにみえるのに、他人がなにを考えているかを知ることができず、私と汝とは《各自が絶対的に自己自身に固有なる内界をもつ》(二七一頁)と考えられるということからだった。私と汝とは、ノエマ的には絶対的に切り離されている。にもかかわらず、二人が互いに自己を表現しあい、応答しあうことができるのは、二人がともに「永遠の今の自己限定」として「同一の一般者に於てある」からである。私と汝は《ノエマ的には絶対の断絶であるとともに、ノエシス的には直接の結合と考えられる》(三〇三頁)。

直接の結合といっても、それは西田によれば《自己が他となり、他が自己となるのでなく、自己は自己自身の底を通して他となるのである。……自己自身の存在の底に他があり、他の存在の底に自己があるからである。……絶対に他なるが故に内的に結合するのである》(三〇七頁)。《現在において現在が限定せられるということは、限定するものなき限定として、私のいわゆる無の一般者の限定として、個物と個物とが相限定するということでなければならない、個物が自己自身の中に絶対の他を見るということでなければならない。個物が個物自身の底に絶対の他を見るということは、自己自身の底に絶対に自己自身を否定するものに撞着するという意味をもっていなければならない。かかる意味において絶対の他と考えられるものは、私を殺すという意味をもっているとともに、我々の自己は自己自身の底にかかる絶対の他を見ることによって自己であるという意味において、それは私を生むものでなければならない》(三二八頁)。

このように考えるとき、「直接に結合している」かに思われた「昨日の自己」と「今日の自己」も、「私」と「汝」同様、自己自身の底にある「絶対の他」によって否定的に媒介されているということになる。さらに言えば、私の歴史を形成している時間の中で、今の瞬間と次の瞬間とが絶対の他を隔てて直結しているということになる。《我々は普通にいわゆる内部知覚という如きものによって自己自身を直覚すると考える。しかし我々の個人的自覚というのも、単にかかる意味の直覚において成立するのでなく、自己自身の中に自己を見て行く無限の過程でなければならない、しかしてその底に絶対の他を見るという意味をもっていなければならない。今日の私は昨日の私を汝と見ることによって、昨日の私は今日の私を汝と見ることによって、私の個人的自己の自覚というものが成立するのである、非連続の連続として我々の個人的自覚というものが成立するのである。その一歩一歩が絶対の無に接していなければならない、その根柢にいつも汝がなければならない。永遠の今の自己限定として時が瞬間から瞬間に移るという如き意味において我々の自覚的限定が成立するのである》（三四三頁）。《かく我々が我々の底に絶対の他と考えるものが汝であるとするならば、我々を対象的に限定するというべきものは、一般的自己という如きものでもなければ自然という如きものでもない、それは歴史という如きものでなければならない》（三四三頁）。

「汝」は、私から「絶対の他」によって隔てられていることによって「汝」でありうる。しかしまさにそのことによって、私もまた「自己」としての私自身となる。この「絶対の他」は、そのまま「あいだ」と言い直してもよい。念を押すまでもないことだが、「私」と「汝」のほかに何か第三の実在として「絶対の他」というようなものが考えられるというのではない。「あいだ」といっても、それは決して二つのもののあいだの空間的な隔たりのことではない。前章の終わりにも書いたように、それは生命一般と直結した一種のノエシス的な作用であり、働きである。

西田とはまったく別の宗教的背景に立ち、西田とはまったく違った——多くの部分で互いに相い容れない——概念装置を用いながら、ある意味では非常に通底しあう問題を論じているのは、エマニュエル・レヴィナスである。レヴィナスの基本的な立場は、主体自己は単独者としてあくまでも他者から孤絶しており、ただ彼が面々相対する他者の背後から自らに語り掛けてくる「絶対的他性」(l'absolument autre) の言葉への応答を通じてのみ、他者と出会い、交流しあうことができるという認識である。彼はハイデッガーのいう「共にあること」(Mitsein) の中にも、ましてフッサールの「間主観性」の中にも、真の他者の絶対的他性は見出されないという。彼らの見ている他者は、すべてを自己由来のものに見せてしまう「光」——プラトン以来の西欧の認識論を支配している「光」——に照らし出された他者であり、同一者としての自己の内部から一歩も出ない他者であるにすぎない。無限に他なるものとしての真の他者は、自己にとって絶対的な外部でなければならない。(3)

このような他者観に基づいてレヴィナスは、《時間が私と他人との関係によって形づくられる》(『実存から実存者へ』邦訳一五三頁) と言う。時間というようなものが生成しうるのは、それぞれの瞬間が他の瞬間と絶対的に異なっているからである。そのような絶対的な差異は、私が出会う他者の絶対的他性を通じてしか与えられない。私と絶対的に異なるものとしての他者と出会わなければ、言い換えれば、すべてが自己の自己同一の中で演じられているならば、私はそれぞれの瞬間のあいだの他性を見出すこともできない。瞬間と瞬間とのあいだに他性が存在しなければ、時間も生成しない。私が時間をもち、歴史をもつことができるのは、他者の絶対的他性によってのみである。《単独の主体は自分を否定することができず、無をもっていない。他の瞬間の絶対的他性は——ともかくも時間が足踏みの錯覚でないとすれば——、決定的に自分自身である主体のうちには見出しえない。この他性が私に訪れるのはただ他人からだけである》（同頁）とレヴィナスは言う。

しかし時間と他者の関係は、これを直ちに逆転して、瞬間と瞬間のあいだに他性が見出されず、時間が生成しないところでは、他者の絶対的他性も成立しない、と言うこともできるだろう。われわれにとって他者が他者として成立し、自己が自己として成立するのは、われわれの歴史を構成する一瞬一瞬の現在が、それぞれ絶対の他によって非連続に隔てられながら、しかもそれぞれが永遠の今の自己限定として連続している限りにおいてなのだと言うこともできるのである。今の瞬間と次の瞬間とが、西田の好んで引く大燈国師の言葉に言うように、《億劫相別れて須臾も離れず、尽日相対して刹那も対せず》という関係に立つときにのみ、私が私であり汝が汝であるということが成り立つ。言い換えれば、次の一瞬が私にとって絶対的に未知であり不可知であることによって、未来という時間が可能になり、未来が未来として成立している限りにおいてのみ、私の目の前にいる他者は絶対的な他性を帯びることができるのである。レヴィナスも言うように、《未来とは、捉えられないもの、われわれに不意に襲いかかり、われわれを捕えるものなのである。未来とは、他者なのだ。未来との関係、それは他者との関係そのものである》(『時間と他者』邦訳六七頁)。

しかし、未来の瞬間の未知性と絶対的他者の未知性、これはそのどちらからどちらが導き出されるというようなものではなくて、二つとも、私が生きているという絶対的事実に等根源的に根差していると言うのが正しいだろう。われわれは以前(四二―四三、六一頁)、「あいだ」と「間《ま》」の関係について触れたとき、音楽における音と音とのあいだの「間」はそこで合奏している各演奏者の「あいだ」で成立すること、そのような「間」はつねに未来産出的な志向性を有していることを書いておいた。いまといまとのあいだの「間」は、私がそこで絶対の他に触れる場所である。未来へ向かう私の歴史の生ずる場所である。「間」は時間的な間隙ではない。未来へ向かうという運動において、いまといまそれ自身とのあいだに関係が生じるという出来事を「間」と名づけるだけのことにすぎない。ノエマ的に見れば、「間」がわれわれの意識に現れる様相はさまざまである。息も継がせぬ切迫した間のこともあれば、間延びしすぎて間がもたないということもあるだろう。いずれにしても「間」は現在において未来に向かう自己の動きそのものであって、そこには未知のものを待ち構える緊張が張りつめている。

これと同じ緊張は、私が未知の他者に出会うときにも、私と他者とのあいだを支配する。他者との「あいだ」もやはり、空間的・心理的な間隙のようなものではない。そこでもやはり、私は——その他者に触発されて——自己の底で絶対の他に触れている。私が絶対の他に触れることによって、そこには時間が、未来への動きが生ずる。未来の姿で私に迫ってくる未知性は、私がそこで出会っている他者の未知性、絶対の他がそこへ持ち込む未知性と同じものである。

このような未来の未知性も他者の未知性も、所詮は死の未知性、不可知性が生の現在に映した影であると言ってもよい。そしてこれは、ヴァイツゼッカーが主体性の一面として書いている「生命の根拠との関わり」において、この根拠それ自体が認識不可能であるということと別のことではない。未来に投影すれば「死」として表象せざるをえないこの「生命の根拠」が不可知であるがゆえに、主体は絶えず消滅の危機に曝され、死を賭した跳躍によって未来を先取しなくてはならないのである。私の現在に時間が流れ、私が時間の現在を実践的・行為的に直観しているのは、私が刻一刻、主体の存立に対する否定的契機に直面し、ヴァイツゼッカーのいう意味でプロレプシス的に未来に向かって自己自身に関わっているからにほかならない（本書八六頁以下参照）。

西田が「現在の自己限定」の意味として《自己自身の底に絶対に自己自身を否定するものに撞着する》ということを言い、《かかる意味において絶対の他と考えられるものは、私を殺すという意味をもっているとともに、我々の自己は自己自身の底にかかる絶対の他を見ることによって自己であるという意味において、それは私を生むものでなければならない》と言うのも、同じことを指している。生命一般の根拠との関わりは同時に死への関わりであり、それは必ず、現在の瞬間における不可知の未来の先取という時間方向をとる。

一般に言われている「歴史」には過去の記録というような意味がこめられているが、私が「汝」に歴史を投げ入れるとか、西田が「歴史的現在」とか言う場合の歴史には、そういった過去の再現の意味はまったく含まれていない。ここでは過去すらも、ノエシス的な未来の先取に方向を与えるメタノエシス的原理という意味をもつ。ノエマ的歴史は過去を向き、ノエシス的歴史は未来を向く、とでも言えるであろうか。

それにしても、レヴィナスが《単独の主体は自分を否定することができず、無をもっていない。他の瞬間の絶対的他性は……決定的に〔définitivement＝限定的に〕自分自身である主体のうちには見出しえない。この他性が私に訪れるのはただ他人からだけである》と言うのは正しい。西田も《自己の内に自己を見るという自覚において、内に見られる絶対の他と考えられるものは物ではなくして、他人というものでなければならない》（「私と汝」三一五頁）と言い、《私は汝と同感することによって汝を知るよりも、むしろ汝と相争うことによって一層よく汝を知るということができる》（同書三一九頁）とも言う。

前々章の最後にも書いたように、「汝」との関係はブーバーの書いているような美しい調和の関係にはとどまらない。社会的存在である人間にとっての他者は、なによりもまず生存競争の相手であり、自己の欲望に対する否定的契機である。私が生命の根拠との関わりにおいて自らの主体自己を維持しようとすれば、私はそのつど、自己に対する否定的契機である他者を逆に否定し返さなくてはならない。これはさしあたっては、ノエシス的な絶対的他者性を意識面に送り込んでこれをノエマ的表象に変え、それによってその他者を私にとっての相対的他者として自己の支配圏内に取り込む、という作業によって達成される。レヴィナスのいう「光の暴力」によって他者を認識するという行為は、他者を解毒して危機を乗り切る自己の方策と見ることができる。ノエシス的な出来事の表面だけをノエマ的な記号に変える言語機能は、他者の無害化にとってこの上なく便利な道具だと言うことができるだろう。(4)

(1) 西田幾多郎「行為的直観の立場」(全集第Ⅷ巻)。

(2) 西田幾多郎「私と汝」(全集第Ⅵ巻、岩波文庫『場所・私と汝他六篇』、引用頁数は文庫版による)。

(3) レヴィナスの著作としては、E. Levinas : Totalité et infini. Essai sur l'extériorité. Martinus Nijhoff, Den Haag 1961 (部分訳として合田正人訳「全体性と無限——顔と外部性」エピステーメー

II〔3〕、特集エマニュエル・レヴィナス所収、のち『全体性と無限』国文社)、Le temps et l'autre. Quadrige, PUF, Paris 1979 (原田佳彦訳『時間と他者』、法政大学出版局)、De l'existence à l'existant. Vrin, Paris 1981 (西谷修訳『実存から実存者へ』、朝日出版社) などを参照。

(4) 柄谷行人は最近の著書『探究I』(講談社、講談社学術文庫) で、構造主義言語学や現象学を真の他者を捉えることのできない独我論として批判し、ウィットゲンシュタインの「言語ゲーム」論を手掛かりにして独自の他者論を展開している。柄谷によると、売れるかどうかわからない品物を「売る」立場 (マルクス) について言えるのと同じ「命がけの飛躍」が、他者に向かって「教える立場」についても言える。「他者」とは、さしあたっては「言語ゲーム」を共有していないもののことであり、私が相手になにかを「教える」場合には、その意味が相手によって理解されたときにのみ、そこで「言語ゲーム」が成立する。しかしその保証はどこにもない。

この指摘は重要である。というのも、柄谷が「教える」と表現した形での言語的伝達では、「語る主体」は、自分の伝達しようとした意味が相手に伝わるか否かにその瞬間における主体としての存否を賭しているのであって、これはヴァイツゼッカーが主体の「危機的な転機」(Krise) として分析した事態 (本書二三頁以下) と厳密に符合する。他者とは自己の主体性を絶えずクリーゼに直面させるものであり、主体とはそのようなクリーゼの中で一瞬ごとに新たに確保しなくてはならないものである、という理解に立たない自他論は、すべて独我論的とみなしうるだけではなく、そのような独我論は主体としての (柄谷なら「単独者」としての、と言うだろう) 自己を決定的に捉え損なうことになるだろう。

十五　こと・ことば・あいだ

これまで何回か言葉のことに触れてきた。人と人、私と他人とが出会って、互いの「あいだ」を確認しあうのは言葉によってである。人間固有の現実としての「あいだ」のことを考えてゆく以上、もうひとつの人間固有の現実である言葉のことにも触れておかないわけにはいかない。ただし最近の華麗な言語学や記号学については、まったくの門外漢である私に発言の余地はない。本書の文脈の中で必要な――そして話を進めるうえで好都合な――考察だけにとどめておきたい。

われわれは無数の事物に囲まれて、「もの」の世界の中に生きている。われわれ自身が、一個の「もの」として生まれてきている。これらの「もの」たちと言葉とのあいだには、さしあたって何の関係もない。言語を持たない動物たちも、とりあえず言うならば、私のまわりにある同じ事物のあいだで動き回っている。私がそれを通して美しい景色を眺めている窓ガラスに、ハエがしきりにぶつかっている。それを「窓ガラス」と名づけて言葉で呼ぶ前には、それは私にとってもハエにとっても同じ「もの」だと考えられる。

　私がそこに生まれ落ちた生活世界がそれを「窓ガラス」と名づけていることによって、あるいは私がそれを「窓ガラス」とみることによって、そこに決定的な違いが発生する。「窓ガラスというもの」は、もはやなまのままの「もの」ではない。それはもはや、ハエがぶつかってもがいているのと同じ「もの」ではない。それを「窓ガラス」と見、「窓ガラス」と言うことによって、私はその「もの」を私の生活世界の——ハエの生活世界とはまったく違った——複雑な意味連関の中に位置づける。この私の生活世界やその意味連関は、私が人間として、文化人として、日本人として、近代的なビルの中に住むものとして「生きている」ということによって隅から隅まで規定されている。「窓ガラス」というのは、だから私とハエの共通の外的空間にある無名の「もの」の名称ではなくて、私がその「もの」をどう見ているかを、つまり私が生きながら私の世界にどう関わり、私の生命的関心に従って世界をどう意味づけているのかを言い表したものである。

自らの生命的関心に従って世界と実践的に関わるときに見えてくる事象のことを、日本語では「こと」と呼んでいる。ハエの進路を遮断している物体が「窓ガラス」と呼ばれているのは、大昔からの技術文明が生み出した実践的な世界関与の結果であって、そこからそれが「窓ガラスというもの」であるという「こと」が成立してきたのである。だから、「窓ガラス」というのは「もの」の名前であるよりもまず、「それが窓ガラスであるということ」の符号である。

大野晋らの編纂した岩波古語辞典[1]には、「こと」(言・事)について次のように記されている。《古代社会では口に出したコト(言)は、そのままコト(事実・事柄)を意味したし、また、コト(出来事・行為)は、そのままコト(言)として表現されると信じられていた。それで、言と事とは未分化で、両方ともコトという一つの単語で把握された。……しかし、言と事とが観念の中で次第に分離される奈良時代以後に至ると、コト(言)はコトバ・コトノハといわれることが多くなり、コト(事)と別になった。コト(事)は、人と人、人と物とのかかわり合いによって、時間的に展開・進行する出来事、事件などをいう。時間的に不変の存在をモノという。後世コトとモノとは、形式的に使われるようになって混同する場合も生じて来た。》そしてコト（事）の概括的な説明としては、《人間社会において生じる出来事、人間の行為、また、それらの関係・筋道などを広くいう》と記載されている。

一方、奈良時代にコト（事）から分離したとされる「ことば」（詞・辞・言葉）について、岩波古語辞典はこう書いている。《語源はコト（言）ハ（端）。コト（言）のすべてではなく、ほんの端（はし）にすぎないもの。つまり口先だけの表現の意が古い用法。ところがコト（言・事）という語が単独では「事」を意味するように片寄って行くにつれ、コトに代ってコトバが口頭語の意を現わすに至り、平安時代以後……一般化した。》

多方面から高い信頼を得ているこの辞典の記載は、本書の考察にとっても大変啓発的である。窓ガラスが窓ガラスであるという「こと」は、人間社会においてしか生じない出来事であり、それは結局、人間の行為である。「窓ガラス」という「ことば」はそのままこの「こと」を意味しているし、その「こと」はそのままこの「ことば」に表現されている。事実、奈良時代以前には「こと」と「ことば」とのあいだに言語的な区別がなかった。これは専門家の教示を待たねばならないことだが、私の推測では「ことば」が「ことの端」として「こと」それ自体から分離したのには仏教の影響がかなりあったのではないか。言説を軽視して「不立文字」を説く禅思想の基盤としての仏教の影響が、である。

「窓ガラス」という「ことば」が単語として使用され始めると、それは意識の上でもそれが窓ガラスであるという「こと」から遊離して、独り歩きを始める。人間の生命的行為に密着した出来事という重々しい意味が忘れられて、単なる「もの」の名称として身軽に意識の表層を駆け回ることになる。その結果「窓ガラス」という単語によって指示される客観的対象としての「もの」が、言語とは無関係に実在しているかのような錯覚が生じることになる。

ある単語がひとつの共同体の中で「もの」の名称として定着するということは、その単語がその共同体のすべてのメンバーの共有しているひとつのノエマ的表象とのあいだに、一対一の対応を持っているということである。「窓ガラス」という単語を語ったり、それを聞いて理解したりするためには、意識の中にそれに対応する何らかのノエマ的表象が与えられていなくてはならない。言葉の上で「兄」と「弟」が区別されている文化圏では、その成員はそれに対応した二種類の異なったノエマ的表象を与えられているのである。これに対して、それを区別せずに「ブラザー」の一語で片づける文化圏では、ノエマ的表象も一種類しか存在しない。ところが一方、「ブラザー」の語に対応するノエマ的表象は「兄」と「弟」のノエマ的表象を加え合わせたものとぴったり一致するわけでもない。肉親でなくても信仰や思想の深い絆で結ばれた仲間同士は「ブラザー」と呼ばれる。要するに、どこで線を引いてノエマ的表象を区切るかが、共同体ごとに違っているのである。丸山圭三郎[2]によると、人間は、種としての人間に固有な「身分け構造[3]」に加わった「過剰」としての「言分け構造」によって、世界から言語化可能な事物を、つまり彼のいう「コト」を切り取ってくる。そして、この「コト」の切り取りかたの違いによって言語体系が違ってくる。あるいは逆に言えば、言語体系の違いによって世界から「コト」を切り取ってこれを言語化する仕方が違ってくる。

この違いの背後には、それぞれの言語体系を作り上げた文化圏ないし共同体のメンバーが先祖代々伝承してきた共通の生きかた、世界との共通の関わりかたが、言い換えれば、彼らが共通に育んできた「共通感覚」があるのだろう。それは世界に対する実践的・ノエシス的な感覚としてアリストテレスの言う意味での「共通感覚」でもあるし、共同体の全体に間主体的に共通する感覚としてヴィーコの言う意味での「共通感覚」ないし「インゲニウム」でもあるだろう（本書八章参照）。そしてそれぞれの共同体における共通の生きかたの特殊性、共通感覚の特殊性は、元来はその共同体が昔から生きてきた「風土」の特性によって規定されたものなのだろう(4)。言語とは、ある共同体がある風土の中でいとなみ続けてきた「生命一般の根拠への関わり」の産物なのである。

だとすると、丸山が種としての人間に固有な「身分け構造」としてヤーコプ・フォン・ユクスキュルの「環界」（本書九六頁）と対応させた「言語以前」の「世界の切り取りかた」からして、すでに「人間一般」に生得的なものではないということになる。それぞれの「風土圏」に住む人間は、それぞれに「風土固有」の仕方で世界をノエシス的に「身分け」して、それを意識面にノエマ的に投影してきたと考えることはできないだろうか。もちろんこの「風土」は、一次的には自然環境であっただろう。しかし人間が共同生活を始めて共同体を形成するやいなや（当然そのときには言語活動も始まっていたわけだが）、言語を媒介とする「対人環境」も「風土」の一部として作用することになるだろう。「身分け構造」それ自身が「言分け構造」によって規定されるという一面が出てくることになる。丸山が「身分け」と「言分け」を区別したのは戦略的操作としては有効なのだけれども、この区別は観念的に固定することのできないものなのだろうと思う。

だからわれわれはもっと単純に考えよう。人間は自分の周囲にある「もの」に対して、文化的あるいは個人的に規定された彼なりの生きかたに従って実践的・ノエシス的に関わっており、この関わりの中で「行為的直観」（五〇頁）という仕方で何かを「見て」いるのである。この「何か」のことを「こと」と呼ぶ。それは決してなまのままの「もの」ではないし、「もの」の知覚像、表象像といったものでもない。行為それ自身が「見る」のだから、そこで見られるものはやはり行為であり、出来事であり、働きである。

日本語で「……ということ」と言われる場合の「……」を省略なしに言葉にした場合、そこに必ず動詞や形容動詞が入ってくるのもそのためだろう。先程の「窓ガラス」でも、これを「こと」として見る場合には、「そこに窓ガラスがあるということ」あるいは「それが窓ガラスであるということ」にほかならない。さらに、それが大きいという「こと」、うっかりぶつかると怪我をするかもしれないという「こと」、その向こうに美しい庭が見えているという「こと」、外は寒いのに窓ガラスを閉めておけば室内は温かいという「こと」、これらすべての言葉は、窮極的には私の生存への関心によって規定される実践的な世界関与の目で、私が窓ガラスを経験している「こと」を言い表している。

しかしこういった言葉を無限に集めてみても、その窓ガラスに関する私のノエシス的・行為的な経験は言い尽くせるものではない。それぞれの「ことば」は、私にとってそこに窓ガラスがあるという「こと」の一端ずつを、不器用に回りくどくなぞっているだけである。このことは、窓ガラスなどという味気ない例ではなく、前に挙げた道や家の例を持ち出せばもっとよく理解できるだろう。ブーバーのいっている「汝」とは、「ことば」では言い表せない「こと」を指しているのだと考えてもよい。だから、千万言を費やすよりもその「もの」を直指したほうが、そこに成立している「こと」を一層よく伝えることができるとも考えられることになる。仏教の真意を問われた趙州和尚が「庭前の柏樹子」と答えたというのも、この事実を物語っている。

しかし禅の高僧ならばともかく、普通の人の場合には「こと」はあくまでも「ことば」によって表現される。そのために、言葉で表現された「こと」と言葉では表現されなかった「こと」との喰い違いが生じることになる。なぜ言葉で表現されなかったかの理由はさまざまだろう。的確な言葉がどうしても見つからない場合、言葉にすれば嘘になるといった場合もあるだろうし、意識的あるいは無意識的な事情で言葉にしたくない場合もあるだろう。第一、「こと」は決して「もの」のようにはっきりした輪郭で区切られたまとまりではない。それは古語辞典も言うように《人と人、人と物とのかかわり合いによって、時間的に展開・進行する出来事》であり、《人間の行為なのだから、空間内の位置も持っていないし形も持っていない。それを形のある言葉でどう捉えてみても、そこに決定的な位相のずれが生じるのは当然のことである。人と人とのあいだで微妙な感情のやりとりがなされるようなときには、特に言葉の不如意さ、言葉の欺瞞作用といったものが痛感されることが多い。後に分裂病と関連して触れることになる「ダブル・バインド」の現象も、これと大いに関係しているのではないかと思われる。

「こと」は、人と人、人と「もの」との「あいだ」に起こる出来事である。というよりもむしろ、この「あいだ」そのものが――未来への時間の動きとして――まがうことなき「こと」である。「こと」が「あいだ」として人と人、人と「もの」とを否定的に――というのは「あいだ」は絶対の他なのだから――媒介していると言うべきだろう。

言葉も、それを人と人とのあいだの行為と見る限り、それ自体「こと」である。「ことば」が「こと」の一端しか表現しないといっても、なにか外的な事情によって限定が生じているのではない。言葉を語るということは、「こと」が「こと」自身を限定する、あるいは「あいだ」が「あいだ」自身を限定するという意味を持つ。言葉は「あいだ」自身の自己表現であり自己限定である[5]。

(1) 大野晋・佐竹昭広・前田金五郎編『岩波古語辞典』(岩波書店)。
(2) 丸山圭三郎『ソシュールの思想』(岩波書店)、『文化のフェティシズム』(勁草書房)、『生命と過剰』(河出書房新社)。
(3) 「身《み》分け」の概念は市川浩の造語である。市川浩『〈身《み》〉の構造』(青土社)参照。なお、「身分け」の基礎にある「身」の概念については、市川浩『精神としての身体』(勁草書房)をも参照。
(4) 和辻哲郎の『風土』(岩波書店)は、人間のノエシス的な生きかたを規定するものとしての自然環境を哲学的・人間学的に論じたものとして、今日でもその新鮮さをまったく失っていない。それが書かれた時代の制約に由来する個々の論点をあげつらうことは容易だが、思想のいとなみとしては不毛なことである。風土概念の精神医学的な重要性については、拙著『人と人との間』(弘文堂、著作集3巻)の第三章を参照。

(5)「もの」、「こと」、「ことば」の問題についてはまだまだ論じなくてはならないことが多いが、本書の限られた紙数ではこれ以上深入りすることは無理である。この問題については、本書でも言及した丸山圭三郎の著作のほか、例えば廣松渉の『もの・こと・ことば』(勁草書房)や、多くの著者の見解を批判的に紹介しながら独自の解釈を試みている小林敏明の『〈ことなり〉の現象学』(弘文堂)を参照してほしい。特に小林の「ことなり」の概念は、ソシュールやデリダの「差異」の考えを踏まえて、「こと」と「もの」との——それ自体「こと」でしかない——存在論的差異を捉えようとしたものであって、私の考えとも相覆うところが多い。

十六　「あいだ」の病理としての分裂病

自己と他者との「あいだ」という言葉は、互いに独立の存在としての両者の間の空間的あるいは心理的な距離を意味する場合もあれば、両者を結ぶ社会的あるいは感情的な関係を意味する場合もある。そのような場合には、「あいだ」は「もの」として、つまり現実的もしくは観念的な空間の中に位置を占め、何らかの標識によって外在的・客観的に確認可能な存在者として理解されている。

精神医学においてこのような「もの」としての「あいだ」が重要性を持たないかというと、決してそうではない。普通に精神異常と呼ばれている現象、それは決して個々の精神活動、例えば知覚とか言語能力とか認知機能とかの異常ではなくて、他人との適当な距離の取りかたの異常であり、他人との関係の持ちかたの異常なのだから。

社会生活から隔絶された状態でどのように奇怪な幻覚を見たり支離滅裂な行動を示したとしても（夢の世界がまさにそうなのだが）、それだけで精神異常と言うことはできない。逆に言えば、精神に異常を来している人は必ず、他人との心理的・空間的な距離の取りかたや社会的・感情的な関係の持ちかたに問題を抱えている。

しかしこれまで述べてきたことから明らかなように、そういった「もの」としての「あいだ」の他に、われわれは「あいだ」という「こと」についても考えることができる。というよりも、「あいだ」こそ「こと」そのものの成り立つ場所であり、「こと」そのものの本態だと言うことができる。われわれはそういったノエシス的作用としての、行為的な働きとしての「あいだ」に注目しなければならない。その場合、個々のノエマ的な「あいだ」、「もの」として表象しうる「あいだ」は、すべてこのノエシス的な「あいだ」の意識面への投影として、差異体系としての言語構造に支配された限定態として理解しなくてはならなくなる。

「あいだ」を「こと」として捉えるとき、ほかならぬそのような「あいだ」の病的様態として見えてくるのが精神分裂病（多くの場合、略して分裂病）である。

分裂病の医学的な記述は成書にゆずるほかない。ここでは、私自身が以前報告した(1)

一人の若い女性患者の発病当時の言葉を、もう一度紹介するだけにとどめておこう。患者は二一歳。一年ほど前から、左の頭の考えと右の頭の考えとが自分を別々に支配する、他人の態度が気になる、悪口を言われている、などと言い始めた。表情のない仮面のような顔をしてときどき顔をしかめ、落ち着きなく周囲をキョロキョロ見回して、面接中にも質問に答えずに茫然としていることがある。彼女は私に向かって、次のようなことを話してくれた。分裂病において「あいだ」がどんな変化を蒙るのかを、この症例はどのような詳しい教科書の記述よりもはるかに雄弁に物語っている。

《中学生のころから左側の頭がコシツ（固執？）している。左の耳の下がコシツしているから左から右へと回転してくる。左側へは眼が向かないで右側ばかり見なきゃいけなくなる。中学のとき、自分を出そうとすると何かがひっこんで出せなかった。自分の自然な感情が出せなくなってすごく苦痛だった。なにか索漠とした感じだった。なめらかな感情が出せないから、自分というものが出せず、自分ではないという感じだった。自分を出したい出したいと思って出せずにいるうちに、人が自分の中にどんどんはいってくるようになった。人がはいってくると自分がなくなって他人が中心にいるようになってしまう。人が自分の中に入って自分のまねしてるんじゃないかと思ったり、一人の人間として、他人として、パッと分かれて見ることができない。……自分と他人とのあいだにうるおいが持てなくなった。うるおいの中にひたることができなくなった。……お母さんとのあいだに間がもてない。間のとりかたがわからない。だから気づまりなんです。今はだれとでも間がもてなくなってしまって、それで自分が出せない。気押されるというのか、すごい圧迫感を感じるのです。痛い感じがして、それで自分が傷つくのがいやだから自分の中に閉じこもる。自分が外に出せないのです。気を張っていないと人が自分の中へどんどん入って来ちゃって、自分と他人の区別がなくなってしまう。……自分が出せなくなったのは、小さいときに母が私の弱点をかばうようなふりをして私を押さえつけてしまったからです。口に出さないで、態度でそういうことを示した。あなたは気が弱いと言われたら、気が弱くないと思いながら、なんだかびくびくしている。あなたは出来が悪いと言われたら、そうじゃないと思いながらそうだと感じてしまう。》

彼女は、最初は母親とのあいだで、後にはすべての他者とのあいだで《気づまりで、間がもてない》という。「気づまり」なときに「つまっている」ところの「気」とは何であるのか。これは独自の考察を必要とする大変に面白いテーマだが、ここでは立ち入ることができない。すでに私自身何回か書いているように、[2]「気」は本質的に「あいだ」的な性格のものである。「気づまり」というのは、患者自身も言うように、相手との「あいだ」が「なめらかさ」と「うるおい」を失い、「自然な感情」が出せず、「間がもてなく」て苦痛であるような気分状態を指している。「あいだ」の「自然な自明性の喪失」と「間」の不成立が同じ一つのこととして言われているのは、これまで書いてきたことから見て、いわば事柄それ自身の正確な描写としか言いようがない。

患者は《自分というものが出せず、自分ではない》という分裂病の本質に触れる体験を、この「あいだ」や「間」の不成立と関連させて語っている。「あいだ」が「あいだ」として、「間」が「間」として成立しないところでは、自己が自己として成立せず、《人が自分の中にどんどんはいって》きて、他者を《一人の人間として、他人として、パッと分かれて見ることができない》ようになる。そして《人がはいってくると自分がなくなって他人が中心にいるように》なり、《人が自分の中に入って自分のまねしてるんじゃないかと思ったり》することになる。

ここに言われている「自己の中心部が他者によって簒奪される」とか、「自己の内面で他者が自己の行為を代行している」とかの体験は――やはり彼女が訴えている左右の身体の奇妙な分離感や感情の「なめらかさ」の喪失などと並んで――ほとんど分裂病にしか出現しない、きわめて診断的価値の高い症状である。これは要するに、自己を「ほかならぬ」自己として成立させている自己の根拠が――先に（十四章）述べた「絶対の他」が――、自己の根拠としてではなく、むしろ「他者」の根拠として成立してしまっていることを意味している。言い換えれば、自己が自己として経験されるために必要な自己性が失われて、逆に他者性を帯びてしまっていることを意味している。自己の根底であると同時に自己と他者との間主体性の場所でもあるこの「絶対の他」が分裂病においていかに重大な変化を蒙るかについては、最近別の個所で立ち入って述べておいた。[3]

分裂病が人間関係の病いであるというテーゼは、患者が現実の他者たちとのあいだに正常なコミュニケーションを交わすことができないとか、妄想・幻覚その他の病的体験がすべて患者と彼を取り巻く他者たちとの関係の変化という内容を持っているとか、あるいは分裂病の原因の少なくとも一部は幼児期からの家族内対人関係に帰せられるべきであるとかいう、それ自体としては疑問の余地のない事実を述べただけのものとして理解してはならない。こういった現実の人間関係の障害、つまり「もの」としての「あいだ」が示す異常は、すべてもっと根源的な、「こと」としての「あいだ」に関わる障害から二次的に派生した現象にすぎないのである。分裂病が人間関係の病態、「あいだ」の病いであるということは、なによりもまず、分裂病患者においては「絶対の他」が、患者の自己を自己として成立させる場所としての機能を十分にいとなんでいないという意味に解さなければならない。自己の根拠として機能しなくなった「絶対の他」は、たちまちその絶対的他性、絶対的未知性を露呈して、自己の主体性をその根底から脅かす「恐るべき他者」の姿で立ち現れることになる。

ここでもう一度、西田[4]の言葉を引用しておこう。《自己が自己において自己を見ると考えられる時、自己が自己において絶対の他を見ると考えられるとともに、その絶対の他は即ち自己であるということを意味していなければならない》(三一二頁)。《私が私の自己の中に絶対の他を見るということは、逆に私が絶対の他を見ることによって私が私自身を見るということを意味し、かかる意味において我々の個人的自覚というものが成立するのである》(三三四頁)。分裂病者において成立し難くなっているもの、それはここで西田が言う意味での「個人的自覚」、つまり私が従来用いてきた用語によれば「自己の個別化」なのである。自己が他者と絶対的に区別される独自の個別的存在として自己自身を自覚するという「こと」が成立しにくくなっているのである。

(1) 拙著『分裂病の現象学』(弘文堂)三一九頁以下(著作集8巻、一七五頁以下)。
(2) 例えば、拙著『自覚の精神病理』(紀伊國屋書店)一六三頁以下(著作集1巻、二二三頁以下)、『人と人との間』(弘文堂)一六六頁以下(著作集3巻、二七四頁以下)。
(3) 拙論「自己の病理と〈絶対の他〉」『現代思想』一九八七年一〇月号、二〇四頁以下(上田閑照編『西田哲学への問い』岩波書店に再録、著作集2巻、三八五頁以下)。
(4) 西田幾多郎「私と汝」(岩波文庫『場所・私と汝他六篇』)。

十七　ダブル・バインド再考

一九五六年、当時米国で頂点を迎えようとしていた分裂病の家族研究に参加したグレゴリー・ベイトソンは、「ダブル・バインド」(double bind) というキー・コンセプトを用いてユニークな分裂病家族因論を提唱した。(1)

この理論は、コミュニケーションに含まれる個々の (字義通りの) メッセージと、それらのメッセージについての一段高次の (メタレヴェルの) コミュニケーション (メタコミュニケーション) とのあいだの次元的な差異が、(2) 後に分裂病を発病する子どもとその家族とのコミュニケーションの中では十分明確に識別できないような構造になっていて、これが患者における自己の主体性の障害 (彼の用語では「エゴ機能の弱さ」) を生み出す、というものである。ベイトソンは言う。

《われわれの仮説によれば「エゴ機能」という用語（精神分裂病者が「弱いエゴ機能」を持っているとべられるときに用いられる用語である）は、コミュニケーションの諸様式（後述の「字義通りのメッセージ」と「メタコミュニケーション」の二つの様式）を、自己の中で、あるいは自己と他者との間で識別する過程に他ならない。精神分裂病者はこうした機能の三つの領域において欠陥を示す——（a）他人から受け取るメッセージに、〔それが字義通りのものなのかメタレヴェルのものなのかの〕適正なコミュニケーション様式をふり当てることが、なかなかできない。（b）自分の方から言葉にするなり、言葉によらぬ形で発するメッセージに、適正なコミュニケーション様式をふり当てることが、なかなかできない。（c）自分の思考、感覚、知覚に適正なコミュニケーション様式をふり当てることが、なかなかできない。》（二九八頁）

彼が分裂病の原因的布置と考えた「ダブル・バインド状況」では、論理的次元を異にする、しかも互いに矛盾する二種類のメッセージが、複数の家族成員（代表的な例としては母親とその「犠牲者」となる子ども）のあいだで、長期間にわたって繰り返して（習慣的に）交換される。この二種類のメッセージのうちの一方は禁止や命令の形をとり、それに違反すれば「見捨てる」という処罰が予想される。ところがもう一方のメッセージは、第一の禁止や命令に従うことを禁止するという内容を持っていて、これは普通、非言語的手段（態度、ジェスチャー、声の調子、意味深長な動作など）によって伝えられる。全体の布置は、犠牲者がこの状況から逃避できないように仕組まれている。例えば、彼らが観察した次のような出来事は、ダブル・バインド状況をはっきり浮き彫りにしている。

《強度の分裂病発作からかなり回復した若者のところへ、母親が見舞いにきた。喜んだ若者は思わず彼女の肩を抱いたが、すると彼女は身体をこわばらせた。彼が手を引っ込めると、彼女は「もうわたしのことが好きじゃないの？」と尋ね、息子が顔を赤らめるのを見て「そんなにまごついちゃいけないわ。自分の気持ちを恐れることなんかないのよ」と語ってきかせたのである。患者はその後ほんの数分しか母親と一緒にいることができず、彼女が帰ったあと（急に悪化して）、病院の清掃夫

に襲いかかった……》（三一四頁）

幼児期からこのようなダブル・バインド状況の中で育った子どもは、他人とのコミュニケーションにおいて、相手のメッセージが字義通りの意味なのかメタレヴェルのものなのかを識別することが困難だし、自分自身の発話においても字義通りの表現と比喩的な表現とを混同して用いる（三〇四頁）。つまりベイトソンのいう「エゴ機能の弱さ」を示すことになる、というわけである。

この仮説は、発表当時は大きな反響を呼び起こしたが、その後いろいろな異論が提出されて、現在では分裂病の病因論としてはやや影の薄いものとなっている。特に、ベイトソンのいう「論理的次元の違い」は実証的・操作的な検査に乗らないため、客観的実証を重視する米国の精神医学での評判はもうひとつよくないし、一方ダブル・バインド的な複合的コミュニケーションは正常人同士のあいだでもしょっちゅう行われているという批判もある。

だが、われわれが本書で述べてきた考えかた、特に主体の二重性とか、ノエシスとノエマ、「こと」と「もの」などの差異に基づいた「あいだ」や自己についての考えかたから見ると、分裂病構造論としてのダブル・バインド仮説は依然としてかなり魅力的な理論である。もちろんそれは、直線的な時間軸に沿った因果関係の意味での「病因」とは言えないだろう。しかし分裂病の人間学的現象学の探究している「成因論」は、そのような因果関係とは無関係である。過去に原因を求め、現在ないし未来の方向に結果を見出そうとする因果論は、歴史的な「あいだ」の出来事である分裂病とはなじまない。われわれの関心は、ノエシス的・歴史的な現在そのものである「あいだ」の構造の中で、分裂病と言われるような現象をそのつど「生み出し」続けている契機は何かという点に向けられる。もしもそのような成因論を過去の生活史に関係づけうるとするならば、それは生活史の中に現在のノエシス的契機を方向づけるメタノエシス的作用としての成因的原理を見るという意味においてでしかないだろう。それはちょうど、現在の一瞬一瞬における音楽の演奏がそれまでに演奏された音楽の全体によって方向づけられるのと同じことである。そのような成因論は、ノエマ的な過去の事件に原因を求める心因論とはなんの関係もない。

ベイトソンのダブル・バインド仮説も、分裂病の心因論あるいは家族因論としてどこまで妥当性を持つかには疑問があるとしても、それを単純な心因論として理解せずに、「こと」としての「あいだ」の分裂病的な構造に関する仮説として読むならば、われわれの見解をコミュニケーション理論的に裏付けるものと言えるだろう。つまり要するに、ベイトソンが「論理的次元（ラッセルのいう論理階型）の違い」として書いている二種類のメッセージの間の差異は、われわれの用語で言えば、ノエシス的なメッセージとメタノエシス的なメッセージとの差異に他ならないことになる。「ことば」と、言語化されなかった「こと」とのあいだのずれと言っても同じことである。

分裂病とは無関係な対人状況においても、このずれは常に働いている。むしろそれが、人間の言語活動や意識活動を構成する本質的契機なのだと言うべきだろう。分裂病者とその家族とのあいだでは、このそれ自体は「正常」なずれが、自然なこととして自己に統合されていないことにこそ問題がある。ダブル・バインドの支配する間主体的な「あいだ」の場所では、主体内部の「あいだ」あるいは「間《ま》」は、自己運動的・自己生産的な動的構造（本書四二頁）であることをやめ、自己の底で絶対の他に触れる場所（一四三頁）であることをやめる。絶対の他は、もはや自己の根拠ではありえず、むしろ自己を否定する他者の根拠（一六六頁）となる。絶対の他との差異に根ざした同一性としての自己にかわって、この差異それ自身が同一性から遊離した独立の契機として現出する。こうして、自性が他性に取って代わられるという分裂病的な事態が成立してしまう。

ベイトソンは、この二種類のメッセージを「識別する過程」のことを「エゴ機能」と呼んだ。しかし、われわれの立場ではむしろ、その差異を自己の自己性へと統合しながら、その差異を通じて他者との「あいだ」に出で立つ「過程」、言い換えれば、西田が《私と汝とは各自の底に絶対の他を認め、互に絶対の他に移り行くが故に、私と汝とは絶対の他なるとともに内的に相移り行くということができる》[3]と書いたような仕方で間主体的世界と実践的に関わる「過程」——これは先に述べた共通感覚と無関係ではないだろう——こそ、自己の主体性の維持機構という意味で「エゴ機能」と呼ばれるのにふさわしいということになるだろう。

前章に紹介した女性患者は、《小さいときに母が私の弱点をかばうようなふりをして私を押さえつけてしまった……。口に出さないで、態度でそういうことを示した。あなたは気が弱いと言われたら、気が弱くないと思いながら、なんだかびくびくしている。あなたは出来が悪いと言われたら、そうじゃないと思いながらそうだと感じてしまう》という言いかたで、母親とのあいだのダブル・バインド状況を表現している。

彼女の母親は、ノエシス的メッセージの次元では彼女の弱点をかばうようなふりをしながら、メタノエシス的メッセージの次元では彼女の弱点を暴き出し、彼女を押さえつけてしまったという。

ところで、この「ずれ」のプラス・マイナスを逆にしてみたらどうなるか。もしこの母親が、口では彼女を非難しながら、気持ちの上では彼女の弱点をかばうという形でずれが生じていたら、これもダブル・バインドと言えるだろうか。口は悪いが人は良い、という人物はいくらでもいるはずだ。そういう人物との関係が自他の混乱を生み出して、分裂病の成因となるとは考えにくい。だから、分裂病の成因としてのダブル・バインドが成立するためには、二種類のメッセージの間のずれだけではなく、メタノエシス的メッセージの側に――そのつどのノエシス的メッセージを無効化するような形で――「犠牲者」の自己成立を妨げるような働きがなくてはならないことになるだろう。ベイトソンが「禁止や命令」と書いた裏には、そういう意味合いがあったはずである。

つまり、分裂病の成因的構造としてのダブル・バインドの構成要件には、メタコミュニケーションの側で、さきに（十三章）書いた意味での「懐かしさ」を伴った「あいだ」が成立していないということが属しているように思われる。ダブル・バインド関係とは、それを内面の歴史に組み込むことが困難であるような、したがってそこからは歴史としての自己が生じてきにくいような「関係」である。そこでは、自己や時間を生成させるような働きとしての「絶対の他」があらかじめ排除されている、と言ってもよい。このことをわれわれの患者は、《自分の自然な感情が出せない》、《索漠とした感じ》、《うるおいの中にひたることができない》、《間がもてない》、《気づまり》などの言葉で表現している。絶対の他が確実に働いているような「あいだ」の場所においてのみ、人と人とのあいだに自然な潤いが感じられ、「気」が伸びやかに活動し、「間」が「間」として一切の出来事を生み出すことができる。そのような状態のことを、われわれは「自己」と呼んでいるのである。

だからダブル・バインドを、二人のあいだで交わされた一つの会話の中に、論理的次元の異なった、しかも互いに相容れない二種類のメッセージが含まれているという観点からしか見ないのでは、分裂病の成因論としての特異性ははっきりしない。この矛盾が自己の成立を妨げるような効果を持つためには、この矛盾は、形の上ではその一方の側にすぎないメタレヴェルのメッセージそのものに内在しているのでなければならない。二人の人のメタノエシス的な「あいだ」が、それ自体すでに――一切の言語的・論理的な自己表出に先立って――矛盾を内包している場合、そこで展開されるコミュニケーションはすべてダブル・バインド的にならざるをえないということなのである。ダブル・バインドとは、分裂病の基礎的事態にとって、「原因」ではなくて「結果」なのだと言ってもよい。もしそれが、発病以前の、つまりまだ分裂病症状を発現していない時期に認められたとしても、それは後に分裂病症状として表面化することになる基礎的事態が、その時期すでに始まっていたというだけのことにすぎないのである。

(1) G・ベイトソン他「精神分裂病の理論化へ向けて――ダブル・バインド仮説の試み」(佐伯泰樹・佐藤良明・高橋和久訳、G・ベイトソン『精神の生態学』思索社、上巻所収)。

(2) ベイトソンはこの理論で、バートランド・ラッセルの「論理階型」(logical type) についての理論を援用している。この理論は、クラスとそのメンバーとが異なった論理階型に属していて、クラスはそれが含むメンバーにはなりえず、個々のメンバーはそれらを含むクラスにはなりえないことを主張している。個々のメッセージと、それがいかなるコンテキストの中で発せられているか(本気であるか、冗談であるかなど）についてのコミュニケーション、つまりメタコミュニケーションとは、論理階型を異にして（不連続であって）、論理的には混同を許されない。しかし《現実のコミュニケーションにおける人間心理の場合には、この不連続は絶えずかつ不可避的に破られる》（二九六頁）というのが、ベイトソンの出発点である。

（3）西田幾多郎「私と汝」（岩波文庫『場所・私と汝他六篇』三一八頁）。

十八 「みずから」と「おのずから」

ダブル・バインドの一方であるメタコミュニケーション、われわれの言葉で言うとメタノエシス的な「あいだ」は、それ自身の中に矛盾を内包していて、そこでどのような言語的・ノエシス的なメッセージが発せられても、すべて必然的にダブル・バインドの形を取らざるをえない。このことをもう少し立ち入って考えてみよう。

分裂病の場合、主体的自己の不成立と並んで、患者が世界に関わる関わりかたの不自然さが大きな特徴となる。これは先に紹介した患者が、自然でなめらかな感情が出せない、索漠とした感じ、などの言葉で表現したような、内面の不自然さとして経験されることもあるし、われわれが患者から感じ取るその行動の独特な不自然さとして現れることもある。(1) 後者の場合、一切の臨床症状の確認に先立って直観的に見て取られる「分裂病的印象」、いわゆる「プレコックスゲフュール」(Präkoxgefühl) が生じて、これが分裂病の「直観診断」を可能にする。[2] 一方、ビンスヴァンガー[3]が「経験の自然な一貫性の解体」と呼び、ブランケンブルク[4]が「自然な自明性の喪失」と呼んだ事態は、内面の不自然さを名づけたものである。しかし、この内面の不自然さと行動の不自然さとは、実は同じ一つの不自然さの両面であって、《精神科医の側の違和感は患者の側の疎外感に対応している》(ブランケンブルク、一〇八頁)ということになる。

分裂病の最大の特徴が自己の不成立と自然さの喪失であるということは、「あいだ」の病態としてのこの病気を考えてゆくうえで、われわれに大きな示唆を与えてくれる。

西洋では、自己は「内面性」として内部に位置づけられ、これに対して自然は「外部にあるもの」である。[5] これに対して東洋では、「自然さ」としての自然は決して内部に対する外部とはみなされてこなかった。[6] 老子の《人は地に法《のっと》り、地は天に法り、天は道に法り、道は自然に法る》を見ても、「自然」は万象の根源的なエレメントなのであって、「外部」に位置づけうるようなものではない。この老子の「自然」は、ウェイリーの有名な英訳によると“the self-so” ないし “the what-is-so-of-itself” と訳されていて、これはむしろ「おのずからそのようにあること」の意味である。

日本語では自己のことを「みずから」と言い、自然さのことを「おのずから」と言う。この二つの語は、古代中国から漢字が渡来して以来、同じ一つの文字「自」によって表記されることになった。当時の日本人は、自己と自然とのあいだに、同じ一つの「自」の現象態として、内外の別を超えた本質的な共属性を見て取っていたのである。仏教の思想とともに「自然」という漢語は——多くの場合呉音で「じねん」と読まれて——「おのずから」、「あるがまま」の意味で日常語に定着して行った。[7]

親鸞の『末燈鈔』には《自然というは、自はおのづからという、行者のはからいにあらず、しからしむということばなり。然というは、しからしむということば、行者のはからいにあらず》という有名な文章がある。自然の「自」はそれだけですでに「おのずから」の意味であって、「行者」(行為者)の「はからい」(意図すること)ではない。自然の「然」は「しからしむ」(あるがままにあらしめる、つまりハイデッガーのいう Sein-lassen) を意味し、やはり行為者の意図を超えている。だから「自然」というのは、われわれの側でなにひとつ手を加えることなしに、「おのずから」を「おのずから」のままにしておくことだということになるだろう。

ここで、「自」の文字は「みずから」と「おのずから」以外に、「から・より」の訓を持ち、ものごとの始まり・起源を意味することもできることに注意をはらっておこう。つまり「おのずから」というのは、単に何かがありのままのありかたで存在している状態を言っているのではなく、何らかの始まりが、ある起源からの発出の運動が、行為者の意図によって曲げられることなく、ひとりでに、動きのままに、そのつど始まっていることを指している。自然というのはこの「自発」的な動きをそのままに「あらしめる」意味だし、「自由自在」というのはこの動きに由来し、この動きの中にある意味だろう。

この「何らかの始まり」、「ある起源」とは何か。私はこれを、本書の冒頭で仮説として提出しておいた「生命一般の根拠」だと見る。ヴァイツゼッカーも言うように、この生命の根拠は客観的に認識することのできないもの、ただそれとの実践的・行為的な関わりを通じて「生きる」以外にないものである。しかしわれわれが生命を与えられた身体としてこの世界に生存しているかぎり、この「始まり」、この「起源」は、一瞬ごとにわれわれの身体を貫いて、そのつど新たに「始まり」続けている。われわれが個々のノエシス的行為を通じてこの生命の根拠と関わるということは、この無限定の「おのずから」を個別的な「みずから」の中へすくい取って、自己として限定することを意味するだろう。

「みずから」の「み」は、「身」のことである。われわれは「身」なしに「生きる」ことはできない。しかもわれわれ各自の「身」は、この世にただ一つ、生涯にただ一つしか与えられていない。個別的身体のこの唯一性、一回性が、自己の単独性、交換不能性の基本的条件となる。自己が主体として自己の生命を生きるということは、一方では生命一般の根拠の「おのずから」の動きに関わると同時に、他方では間主体的世界へと向かって、自己を非自己から区別しながら、自己と非自己との「あいだ」で「みずから」の交換不能な存在を維持するということである。

分裂病という不思議な病いでは、「おのずから」も「みずから」も、普通の人とは違った現れかたをしている。この点について、ビンスヴァンガーはこう言っている。

《自然な経験とは、われわれの現存在が単に非反省的であるばかりでなく非問題的であり奇異の感をあたえない、ちょうど自然な事柄のつながりのように動いているような経験をいう。……例えば、われわれにとって未知のものでも、自然な経験の自明な問題連関からは脱落しない。だから経験のつながりが「自然」でありうるのは、ただそれが事柄に則した一貫性をもっている場合だけ、言い換えればわれわれ自身が直接に事物や事態とともにあり、それらのもとにある場合だけである。このことは同時に、われわれが事や物との交わりの中で出会う他者とともにあり、自己自身とともにある場合だけだということをも意味する。つまりそれは、ハイデッガーのいう逗留（Aufenthalt）の意味においてだけである。これらの「物」や「事」のもとに逗留する直接性は、われわれが存在者を、すべての存在者を、それ自体あるがままにあらしめる（sein lassen）ということのうちにあらわれる。だが、この「あらしめる」ということは決して自明で快適なことではない。それはむしろ、われわれの症例が欠陥的な状態で示しているように、この上なく積極的な活動なのである。》（『精神分裂病1』六頁。訳文は大幅に改変した）

ビンスヴァンガーは「この上なく積極的な活動」と言う。われわれならば「生命活動そのものに属する主体の行為的直観の働き」と言うことになるだろう。つまりそれは、個人の意図的な活動（親鸞のいう「行者のはからい」）とは無関係である。個人としての私の意志を超えたある「活動」、ある超個人的な生命的意志が、私の個別的な存在においてものごとをあるがままにあらしめる。それが「自然な経験」ということであり、分裂病者において喪失の危機に曝される「自然な自明性」ということである。

この超個人的な活動が、この生命的意志の直接性が、われわれの身体的実存という事実を通過することによって、「自己」と「非自己」を区別するシニフィアンの差異体系という間接性の中でそれ自身を「みずから」にまで限定する。「みずから」ないし「私自身」という経験を構成する主体的で個別的な自己存在が成立する場所は、経験以前の――生命の根拠という――直接性の場所でもなく、経験以後の――記号論的差異体系という――間接性の場所でもない。主体的自己が成立するのは、言ってみれば直接性と間接性との「あいだ」に挿入された「身」の場所においてである。超個人的な生命活動とシニフィアンとしての「自己」とを分離的に連結している身体的存在の場所（ラカンなら、これを「ファリュス」と呼ぶだろう）においてである。「自」の、つまり生命一般の根拠の根源的な自発性が、「身」の水門を通って「身ずから」の個別性へと流れ出す、この流れの自然さのことを「おのずから」というのだと言ってもよい。

このようにして、分裂病者に見られる自己の個別化の不全は、世界との出会いにおける生命的意志の直接性が「身」のレヴェルでの自他の差異形成を通過して、それ自身を記号体系の中でのシニフィアンである「自己」にまで限定し表出する動きの不自然さに、その基礎をもっていると言うことができるだろう。直接性がそれ自身を間接性にまで限定し個別化する作用、それは西田が《自己が自己において自己を限定する》とか、《我々の自己とは世界が自己において自己を映す、世界の一焦点たるに他ならない》(8)とか言う場合の自己のことである。分裂病者においてはこの作用が「主体的自己」の相のもとにいとなまれない。それはこの作用が本来の自然さを失っているからなのである。

私はこの点に、ダブル・バインド仮説の成因論としての意味があると思う。ダブル・バインドが、二人の個人のあいだで交わされる二種類のメッセージ間の矛盾というよりは、その一方であるメタコミュニケーションそれ自体に内在する矛盾に帰せられるべきものであることは、すでに書いた。ダブル・バインド的なメタコミュニケーションというのは、そこで実際にいかなるコミュニケーションが取り交わされても、その会話状況が「自然な一貫性」あるいは「自然な自明性」をもって経験できないような、ということはつまり、そこでいとなまれる一切のノエシス的行為から「あいだ」への適合性を奪ってしまうような、そんなメタノエシス的作用をそれ自身の中に内包している。

個人と個人との会話において自己が確保され、自他が明確に区別されるためには、「自己」と「非自己」の記号的な差異、つまり丸山圭三郎の言う「言分け」に先立って、「身分け」の次元での自他の区別が——共通感覚的に——経験されていなくてはならない。自他未分の「自」の根源的自発性が「身」の門を通過して「身ずから」の個別性へと収斂してこなくてはならない。この収斂の過程が「自然」に運ばないとき、そこにダブル・バインド的なコミュニケーションのずれが発生し、自他の区別が不分明になる。ベイトソンがいうダブル・バインドの「犠牲者」と、ダブル・バインド状況を作り出す側とされているもう一方の人との違いは、犠牲者がまだ自己形成途上にある未成年者で、この非一貫性に対する十分な耐性を身につけていないという点だけである。この違いを除けば、本来ダブル・バインドというのは完全に相互的な事態なのであって、精神科医が患者から感じ取るプレコックスゲフュールも、医者が患者の作り出すダブル・バインドを直観的に見て取ったものにほかならない。十六章に書いた患者の言葉をもう一度読み返してみると、その全体がわれわれのここで述べた「みずから」と「おのずから」の不成立を語り出していることがわかるだろう。

精神分裂病と呼ばれる人間特有の病態については、まだその原因も本態もまったく解明されていない。いずれにしても、それが単純な脳器質因論や単純な心因論によって説明できないことだけは確かであるように思われる。人間以外の動物に、分裂病類似の状態が見出されていないことは、われわれにこの病気の謎に迫る一つの鍵を与えてくれるかもしれない。というのは、恐らくは人間だけが、それも十分に「文明化」し、「近代化」した人間だけが、生命の直接性との関わりのほかに、他者に対して自己を主張しながら社会的環境に関わるという——「過剰な」と言ってもよい——課題を与えられているのだろうからである。この二重の課題それ自身が、すでにそれだけでダブル・バインドの名に値するとは言えないだろうか。

（1） 分裂病者の行動に見られる不自然さは、一般に「ぎこちなさ」、「不器用さ」、「状況への不適合」などと表現することができる。この不自然さは多くの場合、分裂病発症のかなり前から周囲に気付かれているものであって、これについては、大橋秀夫・山田康・町山幸輝「精神分裂病の病前性格」

（『臨床精神医学』五巻一号一五頁、一九七六年）に具体的に記載されている。ほんの数例を紹介すると、《一二歳発病の男子。小さい頃から母のリモコンとあだなされていた子である。三、四歳の頃、母の背中におぶわれている時〈重いでしょ〉といって背中の上で腰を浮かせていたことがあった》、《バカ正直で嘘がつけず、言い出したら後に引かない性格で、いつもどことなく緊張している青年の例。あるサークルに入部するに先立って、まず傍聴させてくれと自から申し出、例会に初めて出席した。……ほどなくピントはずれな質問を出しはじめ、それに対して会員が慎むようにと間接的に注意すると、攻撃されたと思いこみむきになって反撥、反論する。……しかし彼は特にそのサークルが嫌いになった様子もなく入部を希望し、会員は怪訝な顔をして入部を認めた》などである。

（2）分裂病者のプレコックスゲフュールや直観診断については、拙著『分裂病の現象学』（弘文堂、著作集1巻）の第二章、第三章を参照。ビンスヴァンガーはこの独特の「感じ」を説明して、《分裂病者が私に対して人間的にはきわめて好意的であるのに、なにかそこに内的にぎくっとしてしりごみさせられるような印象があり、彼との内的な一致を妨げる障壁がある》と書いている。

（3）ビンスワンガー『精神分裂病1』（新海安彦・宮本忠雄・木村敏訳、みすず書房）の序論。

（4）ブランケンブルク『自明性の喪失』（木村敏・岡本進・島弘嗣訳、みすず書房）。

（5）Historisches Wörterbuch der Philosophie. Bd. 4, Wissenschaftliche Buchgesellschaft, Darmstadt 1976. "Innerlichkeit" によると、ゲーテは「内面性」の語を「内部的自然」の意味に用いていたという。テレンバッハ（木村敏訳『メランコリー』みすず書房、八七頁）も、「内因性」の事象の根源としての「内なるもの」（das Endon）を、ゲーテの意味での「自然」のことだと書いている。自然を内部に見るこれらの例は、西欧圏においてはかなり例外に属するだろう。

（6）西洋と東洋における自然の位置づけの違いを具体的に理解するためには、この二つの文化圏で発達した庭園の様式を比較してみるのもよいだろう。西洋の庭園は、自然そのままを写実的に描写して作られたり（イギリス式庭園）、宇宙の調和を象徴的に象って作られたり（フランス式庭園）するが、いずれも人間の文化や文明の外にある大自然や大宇宙のコピーである。これに対して東洋の庭園は、ことに禅寺の庭に特徴的に見られるように、決して外部の自然を模写していない。それはむしろ、見る人の心の中に「自然さ」の感興がおのずと生じることを目指した表現主義的な作品と言える。だから西洋の庭園はすべて「公園」であって、都市に住む人が自然の代用物に触れたいときには誰でも自由に利用できるのに対して、東洋の庭の多くは、そこで自然さを感じ取りうる少数の選ばれた人だけのための「私庭」とされている。東洋の庭のもつ「自然さ」は、それを見る人の「内面」あるいは庭と人との「あいだ」にしか成立しない。

（7）「自然」の語の日本での最古の用例の一つとして、万葉集巻第十三にある《山の辺の五十《い》師《し》の御《み》井《い》は自然《おのずから》成れる錦を張れる山かも》（三二三五）を挙げておく。ここでは「自然」の語が「おのずから」と訓読みにされている。

（8）西田幾多郎「場所的論理と宗教的世界観」（全集第XI巻）三七八頁。西田のこの表現の精神医学的解釈については、拙論「自己の病理と〈絶対の他〉」（『現代思想』一九八七年一〇月号、二〇四—二一七頁、上田閑照編『西田哲学への問い』岩波書店に再録）を参照。

十九　結び

われわれは本書の冒頭で一つの仮説を立てておいた。それは、《この地球上には、生命一般の根拠とでも言うべきものがあって、われわれ一人ひとりが生きているということは、われわれの存在が行為的および感覚的にこの生命一般の根拠とのつながりを維持しているということである》というものであった。

人間は言語という象徴機能を備え、またそれと不可分のこととして、この生命一般の根拠とのつながりを自覚し、対自化しているという点で、少なくとも人間の眼から見るかぎり、他の動物たちとは一線を画しているように見える。そしてこの対自化のいわば必然的な結果として、人間には種の生存とはレヴェルを異にする個の生存に対する関心と自己意識が生まれ、さらには個と個との矛盾における共存という自己の生存にとって必要な要請から、他者から絶対的に区別された単独者として、しかも他者との社会的な交わりを求めるという欲望が生じることになった。

しかしこの象徴機能や対自化の能力が、個の意識や社会性を基礎づけることによって人間を動物から区別する標識となっているとはいっても、この「人間特有」の能力それ自体もやはり、人間という――動物一般の中ではかなり特殊な――生きものが、固有の生命環境の中でその生命を維持してゆくための必要性から獲得してきたものに違いない。その限りにおいてそれらもやはり、人間が人間として生きてゆくための生物的な行動の一環であることに変わりないだろう。人間が生きものとして、生命一般の根拠とのつながりを維持するという課題を果たしながら、その一方では――しかも本質的にはこの課題の一環として――個としての自己の交換不可能な実存を追求するという、このそれ自体のうちに矛盾をはらんだ「生きる」という行為が、人間に種々多様な解決不可能な難問を突きつけることになる。「あいだ」という本書の主題も、このアポリアの一つにほかならない。

ヴァイツゼッカーは、自己についての対自的意識以前の人間について、客観的認識の不可能な生命の根拠との関わりと、生存のために必要なそのつどの環境との関わりとの両面から、個体の主体性というものを考えた。これに人間固有の自己意識と、他者との社会的関係を重ねあわせてやると、生命の直接性との接点であると同時に他者との間主体的な関係の原理でもあるような主体的自己のイメージが浮かんでくる。

生命的自発性の水圧が一杯にかかった水源から、個別的に分離した（「身」と呼ばれる）身体的存在の出口を通って迸り出る噴水のようなものを思い浮かべてみよう。一つひとつの噴出口の特徴にしたがってそれぞれに異なった弧を描く水の曲線が、個々の自己だということになるだろう。シニフィアンの差異体系の中で限定を被った「自己」というのは、いわばこれを写真に撮ったものとでも言えようか。水源で水が噴出口から出るまでの動きを見れば「おのずから」ということになり、噴出口を通ってからの水の動きは「みずから」ということになるだろう。あるいはまた、噴出口を越してから後のところで生命的行為としての個々のノエシス的作用がいとなまれるとするならば、それに全体的な方向を与えるメタノエシス的原理というのは噴出口にかかる水圧に譬えられるかもしれない。

またこれを自他の関係という観点から見るならば、自己とか他者とかのノエシス的あるいはノエマ的なイメージが成立するのは水の出口より先のことで、それまでの水源の部分では自己と他者はまだ分離していない。ノエシス的な自己が成立してしまったところでは、自己と他者はあくまで別の曲線という形をとり、分裂病にでもならなければ入り混じることがない。しかし、自己成立以前のメタノエシス的な水源には自己もなければ他者もない。なにもかもが渾然一体となった「おのずから」の動きが見られるだけである。私が人と人との「あいだ」、自己と他者との間主体的な「あいだ」という概念で考えているのは、まさにこの「おのずから」の動きのこと、そこから自己が自己として、他者が他者として出てくるような源泉の場所のことである。これを「あいだ」という言葉にして言ってしまえば、水がすでに噴出口を出て、自他の分離が完成してしまった状態から見ていることにはなるけれども、その実態はあくまで出口以前、自他分離以前にある。

自己は他者とはっきり分離した後でも、他者との（経験的レヴェルでの）「あいだ」の背後に、いつも分離以前の「あいだ」（強いて言えば「あいだ以前」）を感じ取る能力を保持し続けている。これをいまの譬えで言うと、自己はその刻々の自己意識において、他者の曲線との違いを意識しながら、それと同時に自分を動かしている水圧をも感じ取っているということになるだろう。この水圧は元来、他者との分離以前の水源にかかっていたものなのである。しかしこの水圧は、曲線を描いて飛んでいる水流そのもののような実体的なものではない。それは水流そのものとは「別の」存在様式をもち、「別の」感覚によってしか知覚できない。それはちょうど、動いているものとその動きとが別の感覚次元に属していて、動きそれ自体は個別感覚とは違った共通感覚によってしか知覚できない(本書六九頁)のと同じことである。あるいはこれを、水圧は水そのものにとっては「絶対の他」である、と表現することもできるだろう。

自己というものを、噴水を写真に撮ったときのように動きのないノエマ的な「もの」として考えているかぎり、この水圧の実感、この自他の共通の根底としての「絶対の他」は捉えることができず、したがって他者との関係を「あいだ以前」の「あいだ」にまでさかのぼって——ということは自己それ自体の根底として——考えることもできない。自己とは絶え間ないひとつの動きなのであって、そのどの一瞬を切ってても、そこに「それ以前」から「いま現在」を通って「それ以後」へと向かう時の流れのようなものが出てくる。これはちょうど、曲線のどの一点をとってみても、そこに曲線が曲線自身を生み出し続ける微分的な方向が働いていて、刻々に未来を先取りしているのと同じことである。

対自的な自己意識のどのひとつの瞬間にも、「いま」のノエマ的な自己と、微分的な未来の先取という動きとしてのノエシス的な自己とのあいだに、極微の間隙があいている。この間隙、この微小なずれを作り出しているのは、水源でかかった水圧の作用だということになるだろう。こうしてわれわれは、自分自身の現在の一瞬に経験できるこの極微の間隙を通して、自他分離以前の「あいだ」に直接に触れることができる。主体内部の「あいだ」と主体相互間の「あいだ」とは、本来同じ一つのメタノエシス的原理なのだ、ということなのである。先に音楽の演奏を例に取って書いた「間」と「あいだ」との同一性も、これと結局は同じことだと言えるだろう。

個々の「自己曲線」に方向と動きを与え続けている水源の水圧という譬えの有効性は、とりもなおさず、われわれが本書の冒頭で提出した「生命一般の根拠」に関する仮説の成否にかかっているということになる。人間は生きものであるという、あまりにも自明な事実を忘れることから、言葉や理論だけが独り歩きをする多くの学説や思想が生まれる。私はこの本で、いま一度この基本的な事実に立ち戻ってみたかっただけのことにすぎない。

あとがき

弘文堂から『人と人との間』を上梓してから、もう十六年になる。この間、私は随分いろいろな角度から「あいだ」という問題を扱ってきた。いつの間にか「あいだ」は私のトレードマークになってしまって、ときどき依頼される講演の題目にも「あいだ」を入れたものを希望されることが圧倒的に多い。

しかし、これまで私が「あいだ」を論じるときには、これを私たちの主体的な自己のありかとして、対自的な――「実存主義的」な、と言ってもよいかもしれない――観点から見ることが多かった。精神科医として、「あいだ」の問題を抱えて苦しんでいる患者たちの治療に明け暮れている私としては、このようなアプローチの仕方のなかに誠実さのようなものを見ていたのである。

今度、弘文堂の重松さんからお誘いをいただいて本書を執筆することになり、私は一度、精神科医としての私の日常的な見かたを相対化してみようと考えた。まず、普通に人と人とのあいだ、自己と他者とのあいだ、医者と患者とのあいだなどという捉えかたに付いてまわっている「自己意識」といったものを消して、いわば即物的・即自的な眼で「あいだ」というものを見てみようと思った。本書の前半は、だからどちらかというと「あいだの生理学」とでも言えるような色彩が強い。

とはいっても、所詮私は精神科の医者である。もし私の「思想」といえるようなものがあって、それが一般の思想になんらかの貢献を果たしうるとするならば、それはあくまで精神科医療という現場からの発言によってであるに違いない。だから私は本書の後半を、「あいだの人間学」を経て「あいだの病理学」へと向かう方向で書くことにした。この部分は毎度書き慣れているテーマではあるのだけれど、一度即自化した「あいだ」をもう一度対自化するという作業は思ったより難しかった。

しかし、この本を書くのは楽しい仕事だった。難易度のことはあまり考えずに、書きたいままに書いていい、という重松さんのお話が随分支えになってくれたと思う。読んで理解しやすい本になったかどうかは、私にはわからない。でも、いつもだと不安でならない読者からの反響を、今度に限っては楽しみにして待ちたい気持ちになっている。

一九八八年八月

再び戻ってきた京都で

木村　敏

文庫版あとがき

本書は、一九八八年に「弘文堂思想選書」の一巻として出版された『あいだ』を文庫化したものである。この間原本のフランス語訳（*L'Entre. Une approche phénoménologique de la schizophrénie.* Traduit par C. Vincent, Jérôme Millon, Grenoble 2000）が出版され、これが外国でも一定の評価をえているのに、わが国ではしばらく絶版の状態が続いていて、残念に思っていた。今回こうやって「ちくま学芸文庫」に加えていただけたことは、わたしにとってこのうえなく嬉しいことである。

この本を書くまでのわたしは、主としてビンスヴァンガーの現存在分析的・現象学的な精神病理学の衣鉢を継いだ考え方で、統合失調症、躁鬱病、非定型精神病、癲癇などを中心とする「内因性」精神病の精神病理学を、研究の基盤においてきた。一方それと並行して、わたしは精神科医になった当初から、ヴィクトーア・フォン・ヴァイツゼッカーのゲシュタルトクライス理論と医学的人間学にも強い関心を抱いていて、濱中淑彦氏との共訳で彼の『ゲシュタルトクライス』(みすず書房、一九七五年)を出版もしていた。ビンスヴァンガーとヴァイツゼッカーの二人は互いにほとんど接点をもっていなかったのに、ビンスヴァンガーを高く評価する哲学者のアンリ・マルディネ、精神病理学者のテレンバハやブランケンブルクなどは、申し合わせたようにヴァイツゼッカーからの大きな影響を受けている。これは決して偶然ではないだろう。彼らもわたし自身と同様、人間的現存在の存在の根底に生命の自発的直接性を見てとって、これをそれぞれの精神病理解の中核においているのである。

《生命あるものを研究するには、生命と関わり合わねばならぬ》という、ヴァイツゼッカーが『ゲシュタルトクライス』の冒頭においたことばが、彼らとわたしとの共通のマニフェストになっているといってもよい。もちろん、現象学の開祖であるフッサールも現存在分析の源流であるハイデッガーも、それなりに「生きるということ」ないし「生命」「生活」に深く関わり合っている。しかし彼らの関わった「生命」は、やはりなんといっても、まずもって個人としての人間存在の、すでに個別化を完了した各人の「生命」であった。哲学という「知」のいとなみとしては、それは当然のことであっただろう。しかし「生きている」のはもちろん人間だけではないし、「生きている」存在として、人間は「人間である」ということだけで規定しつくされるものではない。「生きている」という規定を、われわれは人間以外のすべての生きものと共有している。ヴァイツゼッカーが「生命」というとき、彼はこのことを明確に意識していた。そして、医学の分野で、医者として関わり合わねばならぬ「生命」が、このような人間以外の生物とも共有している「生命」でなくてはならないことは、いうまでもないだろう。

そのような「生命」が、われわれの意識に立ち現れてくる場面として、わたしが若いころから考えていたのは「人と人とのあいだ」ということだった。この「あいだ」というのは、個人と個人が出会ってはじめて両者の間に開かれるような関係のことではない。むしろ、それがあってはじめて個人が個人として成立するような、個人の自己に構造的に先行しているような、だから一人ひとりの個人の存在の基底に深く根をはっているような、そんな「あいだ」のことである。あるいは西田幾多郎をもじってこう言ってよいかもしれない——個人あって「あいだ」あるにあらず、「あいだ」あって個人あるのである。

「あいだ」を個人の生命活動の源泉にある生命的自発性が立ち現れる場として見定めたことによって、わたしはその後、そのような「あいだ」によって媒介された個別主体性と集団主体性との関係を、統合失調症（本書ではまだ以前の「分裂病」という呼称が用いられている）という、個人と社会との関係の病理を理解するキーコンセプトとして、常用するようになった。さらに、わたしの現象学的な思索は、個人の意識の内部において、この「あいだ」が自己の世界（あるいは現実）についての経験をどのように構造化しているかという問題にも向けられるようになった。その意味で、この本はわたしの精神病理学にとって、一つの大きな転回点を形成している。

今回この本が文庫化されるにあたって、若い友人である谷徹さんに解説を書いていただくことになった。本格的なフッサール研究者である谷さんに、フッサールに関してはおよそ無理解なわたしの書物の解説をお願いするのは、自分の勉強不足をさらけ出すようで気恥ずかしいことこのうえない。

本書を担当して、引用文の原典との照合など、緻密な作業をしていただいた筑摩書房編集部の大山悦子さんにも、心からお礼を申し上げたい。それとともに、最初にこの本を執筆する機縁を与えてくださった弘文堂の前編集長重松英樹さんにも、あらためて深甚な謝意を述べさせていただきたいと思う。
文庫化にあたっては、わずかの個所で原本の不備を改めたほか、漢字かな表記や句読点などの表現を一部変更した。

二〇〇五年六月

木村　敏

解説に代えて　あいだへの招待

谷　徹

困ったことに、本書『あいだ』は、文庫化されるほどの名著でありながら、「解説」がしにくい。本書は解説に不向きなのである。こんなふうに書きはじめることをお許しいただきたい。

著者の木村敏氏についてならば、解説もしやすい。極端に簡単に書けば、氏は、独創的な精神科医・思想家として、日本のみならず海外でも著名である。著書の多くは『木村敏著作集』（弘文堂）に収められ、いくつかは外国語に訳されている。ドイツのシーボルト賞なども受けておられる。氏の仕事の出発点になったのは、氏が若い頃に出会った、離人症症状を典型的に示した女性患者だろう。氏が何度も言及するこの患者との「出会い」がなかったら、氏の思索は別様になっていたかもしれない。その後、氏は、精神医学的な経験と理論そして哲学的な分析をつうじて独自の思索を展開してきた。その際、ヴァイツゼッカー、現存在分析、現象学、西田幾多郎などが影響を与えてきた……。だが、こんなことは周知であろう。せめていくらか補う意味で氏から伺ったエピソードを書くと、氏はたいへんな読書家だが、読書はたいてい診療の「合間」――一種の「あいだ」である――にしているそうである。まさに「あいだ」の人である。

さて、右のような話ならば客観視して書くことができるので、解説も容易である。本の場合には、「理論書」が客観視しやすい。この場合、理論書とは「仮説」を「証明」していく本のことである。しかるに、本書が解説に不向きなのは、本書がこの意味では理論書でないからである。本書は、一二ページに傍点付きで示された仮説から出発するが、しかし、その仮説を証明しているわけではない。そもそも、この仮説は「どのような手段によっても直接に証明することはできない」と氏自身が述べている。本書に厳密な「仮説・証明」の連鎖を求めるならば、むしろ、その「隙間」があちこちに見えてくるだろう。しかし、この隙間は、じつはまったく別の意味をもっている――これについては後述しよう。

筆者の見るところ、本書は、理論の書である以上に表現の書である。「表現」にふさわしいのは、「解説」よりも「解釈」である。たとえば音楽という表現にふさわしいのは「演奏」であり、演奏はまた interpretation——この語は「演奏」と「解釈」という意味をもつが、その原義は「二つのもののあいだで、ある行為をすること」である——とも言える。楽譜と音の「あいだ」の行為としての演奏（解釈）こそが、音楽を生み出す。だから、音楽を真に理解するには「あいだ」に入り込まねばならない。音楽を聴く場合にも同様である。たとえば音を（その外部から）オシロスコープで分解してしまったら、それは「音学」かもしれないが「音楽」ではない。まず、音と音が響き合う〈あいだ〉に入り込んでこそ、音楽は音楽である。そしてこの音楽が進行するとき、われわれはさらに、音とそれを生み出す何かとの《あいだ》にまで導かれていくのを感じる。本書を読む場合も同様である。まず、表現として捉えるときにこそ、本書の言葉は響き合うだろう。〈あいだ〉の響きである。本書にちりばめられた（理論的な）「引用」すらも、そうである——音楽にもしばしば「引用」があることを思い出そう。そして、このように読み進むとき、われわれはまた、言葉とそれを生み出す何かとの《あいだ》にまで導かれるだろう。本書と読者の「あいだ」に立つ筆者としては、読者がそこに導かれるのを手助けするように、本書の解釈の一例を示したいと思う。

まず、木村氏の「立場」について述べてみよう。氏は本書で「人間学的現象学」の立場を標榜している。これは一種の「現象学」である。現象学を解説するだけでも大仕事だが、とりあえず、以下のように理解していただければよいだろう。それは、自然科学の理論のような「客観的」と思われているものが、それに先立つ「直接経験」から成立してきたと見て、この直接経験を一切の先入観なしに——たとえば因果性なども前提せずに——それがわれわれに「現象」してくるままに捉えようとする考え方である、と。氏自身は「実地に経験したこと以外については語らない」という「戒律」(別著)をみずからに課して、その直接経験を語るが、これも現象学的な立場の表明である。要するに、自然科学の真理に先立ついわば「先 - 真理」を語り出すわけだ。

このうえで、氏のキーワード「あいだ」を集中的に解釈してみよう。「あいだ」は、ふつう、「もの」と「もの」の「あいだ」を意味する。この場合、ふつう、まず何らかの「もの」と「もの」があって、しかる後に両者の「関係」としての「あいだ」が成立する、と考えられるだろう。「もの」がないところに「あいだ」はない、と。しかし、こう考えると、本書の「あいだ」という概念が理解できない。こういう考え方は、「もの」を出発点にして「あいだ」を理解しようとしている――さらにまた、「あいだ」を、「物差し」のような「もの」を差し渡して測れる距離として捉える自然科学的な考え方も、この一変形である。これが逆なのである。むしろ、「あいだ」を出発点にして「もの」を(いわば二次的なものとして)理解しなければならない。

だが、この説明が厄介である。私としては、やや理屈っぽい解釈を示したい。「あいだ」という言葉の「品詞」――「名詞」「前置詞」「動詞」――を検討するのである。「品詞」と言ったが、日本語では(分かち書きしないせいか)、あまり品詞が問題にならない。「あいだ」もそうである。一般の「名詞」と区別されずに用いられる場合が多い。しかし、氏の「あいだ」は、(西洋語の品詞分類にしたがって)「前置詞」と考えたほうがよい。英語ならbetween、ドイツ語ならzwischen、フランス語ならentreである。氏の用語(日本語)を外国語で解釈するのは奇異に思われるかもしれないが、しかし、われわれはすでに、西洋語をモデルにした解釈を理解できる程度に知的に「混血」してしまっている。言い換えれば、われわれは日本と西洋の「あいだ」に生きている。そして、木村氏もまさにそうなのである。

　さて、ふつう前置詞は「名詞」の前に置かれる。名詞の指示対象はたいてい「もの」である。「もの」は目立つ。それゆえ、われわれの注意はたいてい「もの」に集中する。しかるに、「あいだ」という前置詞が示すのは、「もの」ではなく、「もの」と「もの」の「関係」である。「関係」は、「もの」のようにくっきりとは見えない。いや、現象学的には「関係」もある意味で見えると言ってよいのだが、それでも「もの」のように目立っては見えない。

「もの」は、それ自体でそれとして存在しているように思われがちである。が、たとえば「帯」という名詞が指示する「もの」は、よく考えてみると、日本の「着物」との関係においてこそ、それである。この関係なしには、せいぜい「長すぎる布」だろう。昔「クリープを入れないコーヒーなんて」という宣伝文句があったが——じつは、これをひっくり返して「コーヒーに入れないクリープなんて」と言うと、もっとよくわかるのだが——真理を語っている。すべての「もの」は「……と関係しない……なんて」と言えるのだ。つまり、「もの」は、他の「もの」との「関係」のなかでこそその本領において存在する。「関係」は、それ自体としては「もの」のように目立たないが、しかし、これこそが「もの」を具体的に成り立たせているのである。このような「関係」を示すのが、前置詞としての「あいだ」である。ただし、前置詞は（とくに西洋語では）文法的にそのままでは使いにくいので、それを強引に名詞化しなくてはならない。英語だと the in-between、ドイツ語だと das Zwischen、フランス語だと l'entre といった言葉になるだろう（ちなみに本書の仏訳名は *L'entre* である）。

　このように「もの」を成り立たせている「あいだ」は、他方で、経験の進行のなかで変化する。帯も、それをはじめて経験する幼児にとってと、そのような経験を蓄積した成人にとってとでは、違ったものとして現象するだろう。いや、帯だけの経験はないのだから、それの経験は、それを成立させる「あいだ」の経験の全体的な変化のなかで蓄積されていくのである。この意味で、「あいだ」は「発生」する。

　さて、「あいだ」は、関係を表わす〈前置詞〉の名詞化だった。しかし、発生は一種の運動である。運動を表わすのに適しているのは、《動詞》である。「あいだ」が発生するとすれば、それを表わすには「あいだ」の動詞形がよい。が、そういう日本語はない。この点で、ドイツ語はいくらか有利である。ドイツ語の動詞はたいてい -en

で終わる。ドイツ語の「あいだ」は、zwischenだが、この前置詞も-enで終わる。そこで、これを強引に動詞として用いてしまおう。Das Zwischen zwischt. 訳すと「あいだが、あいだとして生じてくる」といった感じになる。筆者の解釈では、ドイツ語の堪能な木村氏は、「あいだ」という概念をこんなふうに——〈前置詞〉兼《動詞》として——考えている。「あいだ」は、もろもろの名詞を成立させる動詞、あるいは、もろもろの「もの」を成立させる経験の運動でもある。

再度戻るが、〈前置詞〉の「あいだ」は、第一には名詞と名詞の関係であった。この二つの名詞にいくつかのものが代入される。たとえば、「生物」と「環界」を代入すると、「あいだ」は「ゲシュタルトクライス」という類似名で呼ばれる。ゲシュタルトクライスは、生物と環界の——一方通行的でない——相互的・循環的な関係を指す。これによって生物と環界は関係している。次に、「自己」を代入しよう。これは「自己同一性」をもっていると考えられているが、しかし、この自己も「時間」のなかでは「先ほどの自己」と「今の自己」というふうに分けられる。つまり、時間は、「間」の文字が示すように、ひとつの「あいだ」、すなわち自己と自己との「あいだ」なのである。自己は、この「あいだ」によって自己と関係しており、そうであってこそ、自己である。いや、自己だけにとどまらない。「私」と「汝」の場合にも「あいだ」がある。これによって両者は関係しており、そうであってこそ、私と汝である。この「あいだ」は、西田の言葉で「絶対の他」とも呼ばれる。

だが第二に、「あいだ」は《動詞》でもあった。右のような「あいだ」は、発生的に成立してくるのだ。どこからか。この答こそ、氏が仮説として設定する「生命一般の根拠」である。このとき、自己は、この動詞的な立ち上がり運動のなかで捉えられる。この場合には、自己に――「先ほどの自己」と「今の自己」といった、どこか時間直線を前提とした水平方向の関係ではなく――垂直方向の動きが認められる。自己は名詞的な「もの」ではなく、動詞的な立ち上がり運動なのである。自己は、立ち上がりつつあるかぎりで、真に自己である。そして、そのような自己がそこから生じてくるところの「生命一般の根拠」それ自体もまた、名詞的な「もの」ではなく、「もの」をはじめて可能にする原初の運動である。近年の氏は、「生命一般の根拠」を「ヴァーチュアリティ」と言い直し、この立ち上がり運動を「アクチュアリティ」と言い直し、かつ「もの」を「リアリティ」と言い直している。

本書では、「ノエシス」という言葉も登場する。これは、現象学では「もの」を構成する（志向的・理性的な）働き・運動を表わすが、氏はこの語に右の立ち上がり運動を含ませている。立ち上がりはほとんど無意識的に生じる。別の例を出せば、われわれは、目覚めるときに、自己を意識してから目覚めるのではなく、目覚めた後で自己を意識する。自己は、自己意識に閉じこもっているわけではなく、どこかで無意識的なもの（「生命一般の根拠」）につながっており、そこから自然に（おのずから）立ち上がるのである。

だが、本書で重要なのは、私と汝の「あいだ」である。私と汝が、完全に孤立しておらず、「あいだ」によって通底し、つながりあっていることを、氏は音楽の合奏の例で論じている。そして、こうした「あいだ」を「メタノエシス」と呼ぶ。このメタノエシスから垂直的な立ち上がり運動が生じて、私と汝の水平方向的な関係が成立する。私と汝は「生命一般の根拠」から立ち上がってきて、個別化するのである。

この立ち上がりは、ふつうはごく自然に・なめらかに生じている。われわれは、たいていそれになじんでしまっており、ことさらに意識しない。しかし、この立ち上がりがうまく行かなくなることがある。このとき、とりわけ統合失調症・分裂症的な障害が現われる。あるいは「転機」――「危機」――が生じる。すべてがぎこちなくなり、「生命一般の根拠」はなにか恐るべきものとして現われてくる。同時に、汝も、いや私自身さえも——あるいは時間さえも——そうしたものとなる。このことを氏はあの女性患者（や他の患者）との「出会い」によって発見したのである。

木村氏自身は、このような「あいだ」を、水圧のかかった（見えない）水源と、そこから吹き出す（見える）噴水に喩えている。この比喩は、動詞形のない「あいだ」の補助表現である。ここで、筆者としては、ドイツ語のzwischenのように、日本語の言葉そのものでこれを表現したくなってしまう。たとえば、「あわい」というやや古い同義語——古語的には「あはひ」——から、強引に「あわう」という動詞を造語するのはどうだろうか。ちょうど「出会い」という言葉を「出会う」に引き戻せるように（ただし、こう並べても、「出会う」には、おそらく「あわう」に「転機」をもたらす別種の原理的な力があることも忘れるべきではなかろう）。

この語法が許されるならば、あわう「あいだ」をさまざまに「変奏」して——主体、共通感覚、構想力、アレクシシミア、行為、他者、ことば、分裂病、ダブル・バインド、自然などに即して——表現しているのが、本書だ、と言えるだろう。

冒頭で筆者は、本書は「隙間」を含んだ表現だと述べた。今や、このことの意味が理解してもらえるのではなかろうか。本書の隙間は、音楽表現で言えば、カデンツァ――演奏者に任された、楽譜の空白部分――のようなものである。楽譜は（一見カデンツァを含まない楽譜も）、その演奏がつねに解釈であるかぎり、本質的にカデンツァを――それゆえ隙間を――含んでいる。だからこそ、同じ楽譜から無限に多様な表現が発生するのである。筆者がここで示した解釈も、そうした表現のひとつにすぎない。いや、一種の楽譜としての本書そのものですら、「生命一般の根拠」から見れば、これの表現のひとつにすぎない。表現運動は重層的なのである。このことは、一度でも演奏しようとしたことのある人ならば――言い換えれば、「あいだ」の発生運動に立ち会ったことのある人ならば――理解できるだろう。筆者は、本書の読者諸賢をこの発生する《あいだ》に招待《インヴァイト》したかった。そして今、読者諸賢に、そこから――立ち上がりつつ――新たな演奏・解釈を産み出していただきたいと願っている。それが本書とは別の方向に展開するとしても。

本書は一九八八年十一月二十日、弘文堂から刊行された。

沈黙の宗教——儒教　加地伸行

日本人の死生観の深層には生命の連続を重視する儒教がある。墓や位牌、祖先祭祀などの機能と構造や歴史を読み解き、儒教の現代性を解き明かす。

基礎講座 **哲学**　木田元・須田朗 編著

日常の「自明と思われていること」にはどれだけ多くの謎が潜んでいるのか。哲学の世界に易しく誘い、その歴史と基本問題を大づかみにした名参考書。

あいだ　木村敏

自己と環境との出会いの原理である共通感覚「あいだ」。その構造をゲシュタルトクライス理論および西田哲学を参照しつつ論じる好著。（谷徹）

自分ということ　木村敏

自己と時間の病理をたどり、存在者自己と自己の存在それ自体の間に広がる「あいだ」を論じる木村哲学の入門書。（小林敏明）

自己・あいだ・時間　木村敏

間主観性の病態である分裂病に「時間」の要素を導入し、現象学的思索を展開する。精神病理学者である著者の代表的論考を収録。（野家啓一）

分裂病と他者　木村敏

分裂病者の「他者」問題を徹底して掘り下げた木村精神病理学の画期的論考。「あいだ＝いま」を見つめ開かれる「臨床哲学」の地平。（坂部恵）

新編 **分裂病の現象学**　木村敏

分裂病を人間存在の根底に内在する自己分裂に根差すものと捉え、現象学的病理学からその自己意識や時間体験に迫る、木村哲学の原型。（内海健）

近代日本思想選 **西田幾多郎**　小林敏明編

近代日本を代表する哲学者の重要論考を精選。理論的変遷を追跡できる形で全体像を提示する。『日本文化の問題』と未完の論考「生命」は文庫初収録。

近代日本思想選 **九鬼周造**　田中久文編

日本哲学史において特異な位置を占める九鬼周造。時間論、「いき」の美学、偶然性の哲学など、その思考の多面性が厳選された論考から浮かび上がる。

近代日本思想選 三木清 森一郎 編

人間、死、歴史、世代、技術……。これらのテーマに対し三木はどう応えたか。哲学の可能性を追究した〈活動的生の哲学者〉の姿がいま立ち現れる。

近代日本思想選 福沢諭吉 宇野重規 編

近代日本の代表的思想家であり体現者であった福沢諭吉。その思想の今日的意義を明らかにすべく清新な観点から重要論考を精選。文庫初収録作品多数。

増補改訂 剣の精神誌 甲野善紀

千回を超す試合に一度も敗れなかった江戸中期の天才剣客真里谷円四郎。その剣技の成立過程に焦点を当て、日本の「武」の精神文化の深奥を探る。

増補 民族という虚構 小坂井敏晶

〈民族〉は、いかなる構造と機能を持つのか。血縁・文化連続性・記憶の再検証によって我々の常識を覆し、開かれた共同体概念の構築を試みた画期的論考。

増補 責任という虚構 小坂井敏晶

ホロコースト・死刑・冤罪の分析から現れる責任の論理構造とは何か。そして人間の根源的姿とは。補考「近代の原罪」を付した決定版。（尾崎一郎）

朱子学と陽明学 小島毅

近世儒教を代表し、東アジアの思想文化に多大な影響を与えた朱子学と陽明学。この二大流派の由来と実像に迫る。通俗的理解を一蹴する入門書決定版！

増補 靖国史観 小島毅

靖国神社の思想的根拠は、神道というよりも儒教にある！ 幕末・維新の思想史をたどり近代史観の独善性を暴き出した快著の増補決定版。（與那覇潤）

かたり 坂部恵

物語は文学だけでなく、哲学、言語学、科学的理論にもある。あらゆる学問を貫く「物語」についての領域横断的論考。（野家啓一）

〈権利〉の選択 笹澤豊

日本における〈権利〉の思想は、西洋の〈ライト〉の思想とどう異なり、何が通底するか。この問いを糸口に、権利思想の限界と核心に迫る。（永井均）

流言蜚語　清水幾太郎

危機や災害と切り離せない流言蜚語はどのような機能と構造を備えているのだろうか。つかみにくい実態を鮮やかに捌いた歴史的名著。（松原隆一郎）

ニーチェ入門　清水真木

現代人を魅了してやまない哲学者ニーチェ。「健康と病気」という対概念を手がかりに、その思想の核心を鮮やかに描き出す画期的入門書。

社会思想史講義　城塚登

近代社会の形成から現代社会の変貌まで、各時代が抱える問題を解決しようと生みだされた社会思想。思想家達の足跡を辿る明快な入門書。（植村邦彦）

「物質」の蜂起をめざして　白井聡

なぜその思想は世界を変える力をもちえたか。フロイト、宇野弘蔵らと対決させ、現代にレーニンの衝撃を呼び戻さんとする画期的論攷。（細見和之）

現代思想の冒険　竹田青嗣

「裸の王様」を見破る力、これこそが本当の思想だ！　この観点から現代思想の流れを大胆に整理し、明快に解読したスリリングな入門書。

自分を知るための 哲学入門　竹田青嗣

哲学とはよく生きるためのアートなのだ！　その読みどころを極めて親切に、とても大胆に元気に考えた、斬新な入門書。哲学がはじめてわかる！

プラトン入門　竹田青嗣

哲学はプラトン抜きには語れない。近年の批判を乗り越え、普遍性や人間の生をめぐる根源的な思索者としての姿を鮮やかに描き出す画期的入門書！

論理的思考のレッスン　内井惣七

どうすれば正しく推論し、議論に勝てるのか。なぜ、どこで推理を誤るのか？　推理のプロから15のレッスンを通して学ぶ、思考の整理法と論理学の基礎。

論理学入門　丹治信春

大学で定番の教科書として愛用されてきた名著がついに文庫化！　完全に自力でマスターできる「タブロー」を用いた学習法で、思考と議論の技を鍛える！

ちくま学芸文庫

あいだ

二〇〇五年九月　十　日　第一刷発行
二〇二五年五月二十五日　第九刷発行

著　者　木村敏（きむら・びん）
発行者　増田健史
発行所　株式会社　筑摩書房
東京都台東区蔵前二―五―三　〒一一一―八七五五
電話番号　〇三―五六八七―二六〇一（代表）
装幀者　安野光雅
印刷所　信毎書籍印刷株式会社
製本所　株式会社積信堂

ISBN978-4-480-08934-2 C0111